Ich widme dieses Buch
der Migräne Community
der Schmerzklinik Kiel

Marion Deike

Migräne – mehr als nur Kopfschmerz

Leben mit chronischer Migräne
und zyklischem Erbrechen

2., überarbeitete Auflage

© 2020 Marion Deike

Verlag & Herstellung: BoD- Books on Demand, Norderstedt

ISBN: 9783739245669

Das Werk, einschließlich seiner Teile, ist urheberrechtlich geschützt. Jede Verwertung ist ohne Zustimmung des Verlages und der Autorin unzulässig. Dies gilt insbesondere für die elektronische oder sonstige Vervielfältigung, Übersetzung, Verbreitung und öffentliche Zugänglichmachung.

Danksagung

Ich möchte allen danken, die mich bei der Umsetzung dieses Buches unterstützt haben. Ganz besonders bedanke ich mich bei Christian Burghardt für das Coverfoto. Herzlichen Dank an Andrea Ney und Hildegard Pickert für das Lektorat und Johannes Reinke für das Korrektorat und alle notwendigen Arbeiten bei der Veröffentlichung des Buches. Außerdem danke ich Angela Stock für die Hilfe bei der Erstellung meines Klappentextes und der Darstellung der Quellenangaben und ihre vielen guten Anregungen rund um das Buch. Vielen Dank an Birgit Bund für ihre moralische Unterstützung und ihre Mithilfe bei den letzten Korrekturarbeiten. Ein Dankeschön auch an Steckels Copyhaus für die stets prompte und zuverlässige Auftragserledigung. Ich bedanke mich auch bei Elke Wege für ihren hilfsbereiten Einsatz.

Last but not least möchte ich Professor Dr. Göbel und seinem Team, der Migräne Community der Schmerzklinik Kiel, der Migräne-Selbsthilfegruppe Bremen, die fünfzehn Jahre von Kirsten Mangelsdorf geleitet wurde und allen Migränepatienten, die mich zu diesem Buch ermutigt haben, herzlich danken!

Inhaltsverzeichnis

Vorwort 9

Leben mit Migräne – eine Welt für sich 14

1. Woher kommt die Übelkeit? 16

2. Die Diagnose 22

3. Basiswissen über Migräne 34

4. Ein paar Worte zu den Prophylaxen 47

5. Die Migränepersönlichkeit – Wahrheit oder Mythos? 50

6. Der Kampf gegen Vorurteile 57

7. Wenn sich die Anfälle häufen, hilft eine klare Orientierung 66

8. Unbehandelte Attacken/Medikamentenpause 76

9. Geh doch mal zu einem Schmerzspezialisten 97

10. Ergänzende Behandlungsmethoden 100

11. Psychologische Deutungsangebote für mein Erbrechen und wie sich das Erbrechen neurologisch erklären lässt 128

12. Psychotherapien 140

13. Schmerztherapie in der Hardtwaldklinik in Bad Zwesten 2012 148

14. Die innere Ablehnung einer anerkannten Behinderung 160

15. Die Würde des Menschen 167

16. Kreativität 172

17. Vorbilder, Lebensglück und Lebensziele 176
18. Zyklisches Erbrechen 193
19. Pessimismus und Aussicht auf Hilfe 201
20. Der Aufenthalt in der Schmerzklinik Kiel 2017 .. 214
21. Wie können Angehörige unterstützen? 232
22. Die heilende Wirkung des Placebo-Effekts 241
23. Forentreffen ‚Headbook' 2018 und das
Buchprojekt 248
24. Dankbarkeit 257
25. Meine Experimente und die neuen Antikörper .. 263
Schlusswort 278
Buchempfehlungen 283
Internetadressen 284
Worterklärungen 285
Verwendete Quellen 287

Vorwort

Bei den meisten Menschen, die unter Migräne leiden, treten anfallartige, überwiegend einseitige starke Kopfschmerzen auf, die von verschiedenen weiteren vegetativen Symptomen wie Übelkeit, Licht- und Lärmempfindlichkeit, starker Erschöpfung und/oder neurologischen Symptomen (Migräneaura) begleitet werden.

Migräne ist eine neurologische Grunderkrankung. Das bedeutet, dass sie in sich selbst begründet ist und nicht die Folge einer anderen Erkrankung darstellt. Migräniker leiden unter einer Reizverarbeitungsstörung. Man weiß heute, dass es sich um eine Funktionsstörung des Gehirns handelt, für die eine erbliche Veranlagung besteht.

Wissenschaftler gehen davon aus, dass bestimmte Botenstoffe im Gehirn im Ungleichgewicht sind, hauptsächlich Serotonin, Noradrenalin und CGRP (Calcitonin Gene-Related Peptide). Diese Botenstoffe nehmen Einfluss auf die Schmerzempfindlichkeit von Gefäßen im Kopf. Außerdem gehen Experten davon aus, dass bei Migräne kleine Blutgefäße im Gehirn, die Arteriolen, entzündet sind. Auch die Schmerzhemmung im Hirnstamm funktioniert offenbar nicht einwandfrei.

Migräne ist mittlerweile zu einer wahren Volkskrankheit geworden. Die Reizüberflutung durch die neuen Medien und die erhöhten gesellschaftlichen Leistungsanforderungen, denen wir ausgesetzt sind, nehmen Einfluss darauf, dass die Beeinträchtigung durch Migräne drastisch zunimmt. Erfreulicherweise wurden in der Migräneforschung in den letzten drei Jahrzehnten große Fortschritte erzielt und es gibt inzwischen ein umfangreiches Fachwissen, das man sich zunutze machen sollte.

Laut Weltgesundheitsorganisation (WHO) steht Migräne an sechster Stelle der am schwersten behindernden Erkrankungen überhaupt. In Deutschland leiden täglich 900.000 Menschen an Migräne. 100.000 davon sind arbeitsunfähig und bettlägerig. Es sind derzeit fast doppelt so viele Frauen betroffen wie Männer. Insbesondere die chronische Migräne ist eine schwerwiegende, ernst zu nehmende Behinderung, die sich auf alle Lebensbereiche auswirkt.

Es gibt kaum eine andere Krankheit, die so sehr mit Klischeevorstellungen behaftet ist wie diese. Wer unter Migräne leidet, steht häufig im Verdacht zu übertreiben, sich vor unangenehmen Verpflichtungen drücken zu wollen und nicht belastbar zu sein. Was viele nicht begreifen, ist, dass Migräne eine organische Krankheit ist und keine persönliche Schwäche!

Ich erhielt 2008 die Diagnose Migräne ohne Aura. Dass ich vermutlich auch unter einer Sonderform der Migräne, dem Syndrom des zyklischen Erbrechens, leide, kam erst viel später zur Sprache.

Ich habe dieses Buch in erster Linie für Menschen geschrieben, die ebenfalls von Migräne betroffen sind und stelle meine persönliche Erfahrung in den Kontext wissenschaftlicher und klinischer Erkenntnisse. Das beinhaltet auch, verschiedene Behandlungsmethoden und Hilfsangebote vorzustellen und die Krankheit in ihren unterschiedlichen Facetten detailliert zu beschreiben.

Ich bin Diplom-Sozialpädagogin und arbeite seit über fünfundzwanzig Jahren in einem Zentrum für Kultur und Soziales. Mein Arbeitsschwerpunkt ist die offene Kinder- und Jugendarbeit. Ich lege bei der Bearbeitung dieses Themas viel Wert auf psychosoziale und lebensphilosophische Aspekte.

Da das persönliche Leiden eine nahezu unausweichliche emotionale Folge einer Schmerzerkrankung ist und darauf in den meisten Fachbüchern über Migräne kaum Bezug genommen wird, widme ich diesem Phänomen besondere Aufmerksamkeit. Aus Sicht einer Betroffenen stellt sich vieles anders dar, als es in Lehrbüchern beschrieben wird. Eine Ausnahme bildet das Fachbuch von Prof. Dr. Hartmut Göbel ‚Erfolgreich gegen Kopfschmerzen und Migräne', das 2016 im Springer Verlag erschienen ist. In diesem Buch wird ausführlich auf die emotionale Situation von Patienten eingegangen. Dazu später mehr ...

Ein wichtiges Ziel, das ich mit diesem Buchprojekt verfolge, besteht darin, Aufklärung zu betreiben, um allen, die sich dafür interessieren, einen tieferen Einblick in die Gefühlswelt und den Lebensalltag von Migränikern zu ermöglichen.

Es ist für Betroffene nicht leicht, die verschiedenen Symptome der Migräne und die ständige Belastung, die diese Krankheit mit sich bringt, angemessen zu kommunizieren. Das liegt unter anderem daran, dass die Worte, die gewählt werden, um den Schmerz und die Übelkeit zu beschreiben, nicht annähernd an die tatsächliche Erfahrung heranreichen.

Viele Schmerzkranke gehen trotz starker Einschränkungen einer regelmäßigen Beschäftigung nach, erledigen den Haushalt und versorgen die Familie. Diese Geschäftigkeit kann dazu führen, dass die Schwere der Symptome deutlich unterschätzt wird.

Zum einen erscheinen also viele Betroffene so leistungsstark, dass sich Außenstehende kaum vorstellen können, wie stark die Beeinträchtigung durch diese Krankheit ist, zum anderen sind Migräniker während eines Anfalls mitunter so ausgelaugt und kraftlos, dass der Eindruck entstehen kann, dass sie entweder psychisch labil sind oder aber maßlos übertreiben und sich gehen lassen.

Aktivität und ein hoher Energielevel sowie Passivität und Energielosigkeit gehören gleichermaßen zum Erscheinungsbild der Migräne. Denn Fakt ist, dass diese entgegengesetzten Zustände gerade typisch für dieses Krankheitsbild sind. Man lebt gewissermaßen ein Leben mit zwei extrem unterschiedlichen Persönlichkeitsanteilen, je nachdem, ob man sich gerade im Anfall befindet oder von der Migräne verschont bleibt.

Mein Buch soll Basiswissen vermitteln und mit Vorurteilen aufräumen. Es soll aber auch zeigen, was es bedeutet, tagtäglich mit einer schweren neurologischen Multisystemerkrankung wie der Migräne zu leben.

Ich habe medizinische Inhalte nach bestem Wissen und Gewissen recherchiert und mich bemüht, aktuelle Empfehlungen, die sich an der medizinischen Leitlinie orientieren, darzustellen. Dennoch kann ich nicht ausschließen, dass mir Fehler unterlaufen sind. Ich bin keine Fachfrau, sondern schreibe aus der Sicht einer betroffenen Patientin und darf daher keine medizinischen Empfehlungen aussprechen. Die Anwendung dieses Buches und die Umsetzung der darin enthaltenden Informationen und Vorschläge erfolgen auf eigenes Risiko. Für die Inhalte der in diesem Buch abgedruckten Internetseiten sind ausschließlich die Betreiber der jeweiligen Internetseiten verantwortlich.

Ein Erfahrungsbericht/Selbsthilfebuch ersetzt in keinem Fall den Gang zum Facharzt! Jeder persönliche Rat, den ich zum Umgang mit der Migräne erteile, beruht auf meiner Erfahrung, spiegelt meine private Meinung wider und ist nicht automatisch auf andere übertragbar.

Jede Migräne ist anders und jede Person kann auch ganz unterschiedlich auf Medikamente, Behandlungen und ärztliche Empfehlungen ansprechen. Dennoch bin ich der Meinung, dass es in der Wahrnehmung dieser Krankheit viele Übereinstimmungen gibt. Nur wer tagtäglich mit dieser Krankheit konfrontiert ist, kann Auskunft darüber geben, wie es sich anfühlt, mit Migräne zu leben. Erfahrungsberichte stellen somit eine wertvolle Ergänzung zur Fachliteratur dar. Allein dafür lohnt es sich, das Leben mit Migräne aus der Sicht einer Betroffenen zu schildern und anderen die eigenen persönlichen Erfahrungen zugänglich zu machen.

Obwohl ich allgemein Wert darauf lege, die weibliche und männliche Anrede zu verwenden, habe ich mich zugunsten der besseren Lesbarkeit für den geläufigen Gattungsbegriff entschieden. Ich bitte dies zu entschuldigen.

Leben mit Migräne – eine Welt für sich

*Leben mit Migräne ist eine Welt für sich,
mitunter ist sie fürchterlich.*

*Eine Welt voller Unverständnis und Vorurteile, wohin wir spähen,
das Ausmaß dieser Krankheit ist kaum zu verstehen.*

*Migräne ist nicht sichtbar und wütet leise,
auf ihre ganz spezielle Weise.*

*Sie zieht uns ruckartig aus dem Verkehr,
das wieder und wieder zu ertragen ist schwer.*

*Eine Welt zwischen Hoffen und Bangen
hält uns gefangen.*

*Den Spagat zwischen Aktivität und Rückzug stets zu vollbringen,
will nicht immer recht gelingen.*

*Doch sich beizeiten zu schonen,
kann sich lohnen.*

*Nimmt die Krankheit erst einen chronischen Verlauf,
zermürben Übelkeit und Schmerzen und reiben uns auf.*

*Das Migränegehirn tickt anders und stellt die Welt auf den Kopf,
leider gibt es keinen Reset-Knopf.*

*Wir müssen lernen, mit der Krankheit umzugehen
und die Besonderheit unserer Hirnaktivität zu verstehen.*

*Aussichtslose Therapien sollten wir meiden,
es gibt genug ärztliche Empfehlungen gegen das Leiden.*

Nach den medizinischen Leitlinien zu handeln macht Sinn
und ist in jedem Fall ein ganz großer Gewinn.

Sich Migränewissen anzueignen und weiterzugeben,
ist ein Ziel, nach dem sollten wir streben.

Denn helfen wir einander, ist die Migräne an sich vielleicht nicht mehr ganz so fürchterlich ...

(für Charlie)

1. Woher kommt die Übelkeit?

Als Kleinkind war ich ein kleiner Wirbelwind. Ich war immer in Bewegung und liebte es, die kleine Welt um mich herum zu erkunden. Meine Eltern hatten Mühe, mir auf den Fersen zu bleiben, weil ich ständig weglief. Nicht aus Angst oder Unbehagen, sondern weil ich offenbar hinter der nächsten Straßenecke irgendetwas Spannendes vermutete und nichts verpassen wollte. Ich war wissbegierig und fragte die Erwachsenen Löcher in den Bauch. Mit fünf Jahren ging ich von Montag bis Freitag jeden Morgen in den Kindergarten, das war das Beste überhaupt. Auf jeden Fall ein guter Start ins Leben! Wir wohnten in ländlicher Umgebung, und mein Bruder und ich waren viel an der frischen Luft und spielten nachmittags meistens bei uns im Garten, in unserer kleinen Wohlfühl-Oase. Mir fehlte es an nichts, es ging mir fabelhaft.

Ich war ein aufgewecktes, fantasievolles Mädchen mit großen Zukunftsplänen! In der Grundschule träumte ich davon, Schauspielerin zu werden. Während meine Freundinnen sich wünschten, den Beruf der Hebamme oder der Tierpflegerin zu ergreifen, sah ich mich auf der Showbühne. Es machte mir Spaß, mich zu verkleiden und in andere Rollen zu schlüpfen und vor ein Publikum zu treten. Das Kreative lag mir. Mit meiner besten Freundin entwickelte ich ein Theaterstück, und wir verbrachten viel Zeit mit den Proben. In der Realschule fing ich an, Geschichten und Gedichte zu schreiben und hatte schließlich die hochtrabende Idee, Bestseller-Autorin zu werden. Als ich aus der Schule kam, entschied ich mich jedoch für etwas Solides. Ich machte Fachabi, fing an zu studieren und zog nach Bremen. 1991 machte ich meinen Diplom-Abschluss in Sozialpädagogik. Nach dem Anerkennungsjahr fand ich in Niedersachsen eine feste Anstellung in einem Kulturverein, in dem ich bis heute arbeite. So viel zu meiner Vorgeschichte. Nun komme ich zu den Anfängen meiner gesundheitlichen Beschwerden:

Bereits als Grundschulkind habe ich mich des Öfteren übergeben. Besonders beim Karussellfahren und in diversen Fahrgeschäften auf dem Jahrmarkt wurde mir schnell schwindelig und fürchterlich übel. Auch wenn ich mich für längere Zeit auf einem stark schwankenden Boot befand, musste ich spucken. Häufig wurde mir schlecht beim Autofahren, und mit Eintritt in die Pubertät fast jedes Mal, wenn ich meine Periode bekam. Darüber hinaus hatte ich zu Beginn der Menstruation häufig starke Bauchkrämpfe. Übelkeit und Bauchweh dauerten meistens nur ein paar Stunden an, dann ging es mir wieder gut. Es kam auch damals schon vor, dass die Übelkeit unabhängig von der Menstruation mehrere Tage anhielt und mich komplett außer Gefecht setzte. Ich ging davon aus, dass ich einen empfindlichen Magen hätte.

Nach mehreren Wurzelresektionen beim Kieferchirurgen entwickelte sich im Frühjahr 1995 ein atypischer (idiopathischer) Gesichtsschmerz, der mich über Jahre hinweg permanent quälte. Nach einer aufwendigen Operation 1999 gingen die Schmerzen allmählich zurück, und 2002 kehrte endlich Ruhe ein ... Für mich war das ein kleines Wunder! Aber leider ließen weitere gesundheitliche Probleme nicht lange auf sich warten.

Mit 39 Jahren vertrug ich plötzlich überhaupt keinen Alkohol mehr. Besonders stark reagierte ich plötzlich auf Sekt und Bier. Mir wurde unmittelbar nach dem Genuss von alkoholischen Getränken richtig schlecht, meine Konzentrationsfähigkeit ließ stark nach, und ich fühlte mich total schlapp und konnte mich überhaupt nicht mehr konzentrieren. Was stimmte nicht mit mir?

Ich ließ Leber- und Nierenwerte überprüfen und meine Schilddrüse untersuchen, aber alles schien in bester Ordnung. Meistens hatte ich zu den genannten Symptomen noch starke Verspannungen im Nacken. Die Übelkeit erlebte ich mal mit Erbrechen, mal ohne. Es gab immer häufiger Phasen, in den ich ein paar Tage hintereinander mit schwerer Übelkeit im Bett lag. Ich hielt das nach wie vor für Magen-Darm-Infekte.

Ich erinnere mich daran, dass ich bereits mit ca. dreißig Jahren extrem auf Wetterumschwünge oder Luftdruckveränderungen reagierte. Wenn ich eine Flugreise unternahm, brauchte ich zumeist einen Tag, bis ich mich wieder regenerierte. Ich hielt das für eine Art Jetlag. Die Übelkeit trat mit der Zeit häufiger in Erscheinung und nahm auch an Intensität deutlich zu. Während meiner Schmerzerkrankung hatte ich latent auch schon unter Übelkeit gelitten. Aber das war nicht mit der Übelkeit vergleichbar, die mir fortan zu schaffen machte. Immer, wenn ich bei meinem damaligen Hausarzt war und er mir eine Arbeitsunfähigkeitsbescheinigung (AU) wegen einer ‚Magen-Darm-Infektion' ausstellte, sagte ich ihm, dass die Übelkeit mit zunehmendem Alter immer aggressiver würde. Er ging nie näher darauf ein, und ich war mir nicht mal sicher, ob er mir überhaupt abnahm, dass ich in gewisser Regelmäßigkeit so massiv unter Erbrechen litt. Vielleicht dachte er, dass ich nur darauf aus war, dass er mir einen gelben Schein ausstellte, oder womöglich war er auch der Meinung, dass ich psychisch labil sei. Dass jemand so häufig über starke Übelkeit klagte, war sicher ungewöhnlich. Ich wusste mir ja auch keinen Reim darauf zu machen, dass mir immer wieder so extrem übel wurde und mich zusätzlich dann auch noch eine bleierne Müdigkeit überfiel.

Meinem Arbeitgeber gegenüber hatte ich natürlich auch ein schlechtes Gewissen, weil ich empfindlicher auf bestimmte Reize reagierte und immer häufiger ausfiel. Mir war das richtig peinlich. Wer gibt schon gern zu, dass er plötzlich Lärm und grelles Licht nicht mehr verträgt und alle paar Monate und schließlich sogar alle paar Wochen unter schwerem Erbrechen leidet?

Als ich wieder einmal zu meinem Hausarzt wollte, um mir eine AU ausstellen zu lassen, war er nicht in der Praxis, und deshalb musste ich zu einem Vertretungsarzt gehen. Ich klärte diesen Arzt über meine Beschwerden auf und äußerte ihm gegenüber, dass ich mir langsam Sorgen machte. „Das ist doch nicht normal, dass ich mich so oft übergeben muss, und dann immer gleich so heftig", sagte ich. „Ich habe gestern Abend ein Bier getrunken. Aber das kann doch nicht der Grund für solch eine starke Übelkeit sein, oder?" „Sind diese Beschwerden schon öfter aufgetreten, nachdem Sie geringe Mengen Alkohol konsumiert haben?", fragte er. Ich nickte. „Sind Sie auch empfindlich gegenüber grellem Licht und Lärm?" „In letzter Zeit schon", erwiderte ich und fragte mich, worauf er hinauswollte. „Es ist möglich, dass Sie unter Migräne leiden. Ist das in der

Vergangenheit schon einmal Thema gewesen?", fragte er. Ich verneinte das. „Kommt Migräne bei Ihnen in der Familie vor?", wollte der Arzt nun wissen. „Mein Vater hatte in seiner Jugend Spannungskopfschmerzen, soweit ich weiß. Aber seine Schwestern hatten beide Migräne. Kann die Krankheit denn vererbt werden?", fragte ich erstaunt. „Ja, wer an Migräne erkrankt, hat die genetische Veranlagung dazu", sagte er. „Aber ich habe in der Regel doch gar keine Kopfschmerzen", wendete ich ein. „Das muss auch nicht zwangsläufig so sein", sagte er. „Es gibt ganz unterschiedliche Migräneformen mit ganz verschiedenen Symptomen. Die meisten Migränepatienten leiden unter starken, einseitigen Kopfschmerzen, die sich bei Bewegung verstärken. Aber Migräne kann auch beidseitig sein und durchaus auch ganz ohne Schmerzen auftreten." Ich war sehr überrascht, das zu hören, das war mir bis zu diesem Zeitpunkt völlig unbekannt. „Wie kann man denn jetzt herausfinden, ob ich Migräne habe oder nicht?", fragte ich. Der Arzt ging zu einem Arzneimittelschrank und drückte mir die Probepackung eines Medikaments in die Hand. „Das ist Sumatriptan, ein Akutmedikament. Es wurde speziell für Migränepatienten entwickelt und hilft nicht nur gegen den Migränekopfschmerz, sondern verbessert auch die Begleiterscheinungen der Migräne wie Übelkeit und Licht- und Lärmempfindlichkeit, was in Ihrem Fall ja besonders wichtig wäre. Nehmen Sie das Triptan umgehend ein, wenn die Symptome wieder auftreten. Hilft es, dann ist die Wahrscheinlichkeit sehr hoch, dass es sich um Migräne handelt. Sie sollten sich dann unbedingt bei einem Neurologen vorstellen. Gesetzt den Fall, dass das Medikament nicht helfen sollte, müssen wir weiter nach der

Ursache Ihrer Beschwerden suchen." Ich bedankte mich bei dem fachkundigen Arzt und trat den Weg nach Hause an. Mir ging durch den Kopf, wie oft ich diese Beschwerden, diese vermeintlichen ‚Magen-Darm-Infektionen', im Laufe meines Lebens schon gehabt hatte. Im Grunde, seit ich denken kann. Wie es meine Freundin Angi, die mich seit der Grundschule kennt, einmal ganz unverblümt auf den Punkt brachte: „Mari, du hast schon immer viel gekotzt."

Niemals zuvor ist ein Arzt auf die Idee gekommen, dass eine Migräne hinter dieser schweren Übelkeit stecken könnte. Aber da ich eben einen untypischen Verlauf hatte, muss ich zugeben, dass sich die Diagnosestellung in meinem Fall auch sehr schwierig gestaltete. Vermutlich hat genau aus diesem Grund keiner meiner Ärzte diese Möglichkeit jemals in Betracht gezogen. Zum einen, weil das klassische Hauptsymptom Kopfschmerz fehlte oder zumindest nur beiläufig mal auftrat und stattdessen die Übelkeit im Vordergrund stand. Zum anderen, weil sich auch die weiteren typischen Begleiterscheinungen erst nach und nach entwickelten beziehungsweise verschlimmerten.

2. Die Diagnose

Ich war sehr gespannt, ob das Sumatriptan in der 50-mg-Dosierung die Symptome ausreichend bekämpfen würde und konnte es kaum abwarten, es einzusetzen. Ich musste nicht lange darauf warten, bis sich die typischen Symptome wieder bemerkbar machten. Es begann, wie so oft, mit Konzentrationsschwäche und Müdigkeit. Dann wurde mir übel, und ich war mir sicher, dass dies der richtige Zeitpunkt war, um das neue Medikament zu testen. Ich nahm das Triptan mit viel Leitungswasser ein, legte mich ins Bett und wartete ab. Nach etwa einer Stunde war die Übelkeit so gut wie verschwunden, und ich war nicht mehr so unfassbar müde. Ich stand auf, erledigte den Abwasch und konnte es kaum fassen, dass es mir so gut ging. Normalerweise hätte ich an dem Tag nichts mehr unternehmen können. Ich wäre im Bett geblieben und hätte mich wahrscheinlich pausenlos übergeben. Ich fühlte mich vielleicht nicht gerade zum ‚Bäume-Ausreißen', und ich war noch immer etwas schläfrig und ein wenig wackelig auf den Beinen, aber das war kein Vergleich zu den Malen davor. Es war ein Hochgefühl, diesen heftigen Beschwerden etwas entgegensetzen zu können. Dann kam jedoch die Ernüchterung. Mir wurde bewusst, dass damit ja fast schon bewiesen wäre, dass ich Migränikerin bin. Aber dies war trotzdem mein Glückstag. Denn ich musste die Anfälle nicht mehr hilflos ertragen, sondern konnte sie wirksam behandeln.

Ich wusste bis dahin fast nichts über Migräne. Aber mir war bekannt, dass meine Tanten viele Jahre ihres Lebens sehr stark unter dieser Krankheit gelitten hatten, wobei der Verlauf bei den beiden auch sehr unterschiedlich war. Bei Tante Ursel trat die Migräne bereits im Kindesalter auf und begleitete sie viele Jahre bis zur Geburt ihres dritten Kindes. Seitdem hat sie Ruhe, was bedeutet, dass sie seit mehr als fünfundvierzig Jahren keinen Migräneanfall mehr hatte. Bei Tante Inge begann die ganze Misere erst mit der Geburt ihres zweiten Kindes und trat seit dieser Zeit in regelmäßigen Abständen auf. Und nun kam ich mit diesem ganz ungewöhnlichen Verlauf. Ich musste ja anscheinend immer irgendwie aus der Reihe tanzen. Erst hatte ich den atypischen Gesichtsschmerz, und jetzt zeigte sich bei mir dieser Sonderfall der Migräne. Eine Migräneform, bei der das klassische Hauptsymptom, der Kopfschmerz, mehr oder weniger fehlte. Immer anders, immer was Spezielles, immer irgendwas ‚Exotisches'!

Tante Ursel und Tante Inge hatten die gängigen rezeptfreien Schmerzmittel genommen, geholfen haben sie kaum. Tante Ursel erzählte mir von dem Migräne-Kranit, einem Kombinationspräparat, das aus Paracetamol, Koffein und einem Antihistaminikum bestand. „Das habe ich lange Zeit genommen. Aber so richtig gut angeschlagen hat das auch nicht. Ich habe so manche Tage mit starken Kopfschmerzen und Erbrechen im abgedunkelten Raum gelegen und mir nicht zu helfen gewusst." Besonders häufig habe sie an den Wochenenden gelitten, berichtete mir meine Tante. Der Arzt habe das dann als ‚Wochenendmigräne' bezeichnet. Immer dann, wenn sie sich ganz besonders auf etwas freute, sei sie nicht in der Lage gewesen, ihr Vorhaben in die Tat umzusetzen. Möglicherweise löste die freudige Erwartung auf ein bevorstehendes Ereignis, gepaart mit der Angst vor einem Anfall, die Migräneattacke aus, vermutete sie. Das könnte durchaus stimmen. Es kann aber auch an einem Wechsel von Anspannung und Entspannung liegen oder an einer Änderung des Wach-Schlaf-Rhythmus, wie ich mittlerweile weiß. Man sollte daher auch am Wochenende zur gewohnten Zeit aufstehen, und sei es auch nur, um zu frühstücken.

Ich hatte mein erstes Triptan am Vormittag eingenommen und konnte nachmittags zur Geburtstagsfeier meiner Kollegin Angelika gehen. Es müsste folglich das erste Novemberwochenende 2007 gewesen sein.

Natürlich hatte ich damals noch nicht die leiseste Ahnung, was mir noch alles bevorstand. Erst einmal freute ich mich über die positive Wirkung des Triptans. Ich strahlte meine Kollegin an und erzählte ihr, was ich über meine Erkrankung herausgefunden hatte. Für mich war das ein unfassbarer Erfolg. Endlich kam Bewegung in die Sache. Endlich gab es eine Erklärung für diese Dauerübelkeit. Das war eine ganz starke Entlastung für mich. Bei dem atypischen Gesichtsschmerz tappte ich so viele Jahre im Dunkeln, und bis heute ist nicht eindeutig geklärt, was die Schmerzen damals ausgelöst und unterhalten hat. Nun war es anders. Migräne ist eine gut beschriebene neurologische Erkrankung, so viel wusste ich inzwischen, und es gab wirkungsvolle Medikamente, die in der Lage waren, die Symptome zu bekämpfen und in den Hintergrund zu drängen. Nach meiner Erfahrung mit der Schmerzerkrankung war ich überzeugt davon, dass es mir gut gelingen müsste, mit dieser Migräne fertigzuwerden.

Wie mit dem Vertretungsarzt vereinbart, machte ich bald darauf einen Termin beim Neurologen. Ich ging zu Dr. X, bei dem ich früher bereits wegen der Gesichtsschmerzen in Behandlung gewesen war. Es wurde eine ausführliche Untersuchung durchgeführt, die insgesamt eineinhalb Stunden dauerte. Neben den Laboruntersuchungen, der Blutdruckmessung, der Blutabnahme, dem Elektrokardiogramm (EKG) und der Hirnstrommessung (EEG) wurde ich von Dr. X neurologisch von Kopf bis Fuß unter die Lupe genommen. Anschließend unterzog mich der Arzt einer ausgiebigen diagnostischen Befragung zu meinen Symptomen. „Seit wann haben Sie denn diesen Kopfschmerz?", wollte er wissen. „Es ist eigentlich weniger ein Kopfschmerz, sondern vielmehr eine extrem starke Übelkeit", entgegnete ich. „Aber wenn der Anfall losgeht, ist das wie ein Überfall. Mein ganzer Körper wird dabei in Mitleidenschaft gezogen. Meine Konzentration lässt schlagartig nach, und ich habe sogar teilweise Wortfindungsstörungen. Ich fühle mich so erschöpft und kraftlos wie bei einem sehr schweren grippalen Infekt. Ich muss andauernd gähnen. Meistens kann ich mich dann nicht mehr lange auf den Beinen halten und muss mich erst mal hinlegen. Aber das Allerschlimmste ist die Übelkeit, die dann einsetzt, und ich habe das Gefühl, dass sie von Mal zu Mal zunimmt." „Wann traten die Beschwerden denn zum ersten Mal auf?" Ich erzählte Dr. X von meiner Übelkeit, unter der ich als Kind gelitten hatte und von den gelegentlichen Spannungskopfschmerzen während der Schulzeit. Dann erinnerte ich mich wieder an einen Vorfall, der vermuten lässt, dass ich an dem Tag meinen ersten und bis jetzt einzigen klassischen Migräneanfall hatte. „Mit achtzehn Jahren hatte ich einen starken, einseitigen Kopfschmerz. So ein Klopfen, Pochen und Pulsieren hinter dem Auge. Dazu kamen dann auch wieder die Übelkeit und eine extreme

Lichtempfindlichkeit." Ich räusperte mich und sprach dann weiter: „Ich hatte zum ersten Mal zu viel Alkohol getrunken und dachte, das sei vermutlich die Quittung dafür. Dass es sich dabei um Migräne handeln könnte, ist mir nicht in den Sinn gekommen. Ich war der Meinung, dass es allen Leuten so ergeht, wenn sie zu viel getrunken haben und hielt das für einen Katerkopfschmerz." Ich kicherte etwas verlegen. „Nach dieser Erfahrung habe ich mich mit dem Alkohol zurückgehalten und hatte nie wieder so starke Kopfschmerzen." „Die Migräne kann sich im Laufe des Lebens immer mal wieder verändern", erklärte Dr. X. „Sie kann an Intensität zu- oder abnehmen. Auch die Begleitsymptome können von Zeit zu Zeit variieren." Er fragte mich dann noch nach weiteren Auffälligkeiten. „Ich reagiere auch sehr stark darauf, wenn das Wetter umschlägt. Besonders von kalt auf warm. Schwankende Temperaturunterschiede, Klimawechsel und Luftdruckveränderungen sind nichts für mich. Ich habe auch das Gefühl, dass ich in dem Zustand auf bestimmte Gerüche empfindlich reagiere. Direkter Sonnenbestrahlung bin ich auch nicht gern ausgesetzt, und wenn ich nach draußen gehe, muss ich eine Sonnenbrille aufsetzen oder eine Kopfbedeckung tragen, weil mich die Sonne sonst zu stark blendet." „Vertragen Sie Lärm?" „Wenn die Übelkeit schon eingesetzt hat, mag ich mich nicht mal mehr mit mehreren Menschen in einem Raum aufhalten. Eine einfache Unterhaltung nervt mich meistens schon, ganz zu schweigen davon, wenn viele Menschen wild durcheinanderreden. Dann fängt sogar manchmal der Kopf an wehzutun. Ich spüre dann gelegentlich so einen komischen Druck im Schädel. Mitunter fühlt sich das so an, als wenn ein leichter Strom durch den Kopf fließt.

Dann hilft mir manchmal ein starker Kaffee mit etwas Zucker, um dieses Gefühl aufzulösen." Dr. X nickte. „Das, was Sie mir da erzählen, spricht alles sehr für Migräne. Aber zur Sicherheit möchte ich Sie noch zum MRT schicken, nur um andere Erkrankungen auszuschließen." „Aus welchem Grund entsteht die Migräne denn überhaupt?", wollte ich wissen. Zur Entstehung von Migräne gebe es verschiedene Theorien, erklärte mir Dr. X. Zunächst einmal sei Migräne eine primäre Kopfschmerzerkrankung, was bedeutete, dass der Schmerz selbst die Erkrankung sei und nicht das Symptom einer anderen Erkrankung. „Migräne ist eine Reizverarbeitungsstörung", sagte er. Das Gehirn von Migränepatienten sei aktiver und könne nicht abschalten. Es stehe permanent unter Hochspannung. Den Betroffenen fehle eine Art natürlicher ‚Schutzschild', erklärte mir Dr. X. „Viele Umweltreize werden von Migränepatienten verstärkt wahrgenommen und manchmal auch als sehr unangenehm empfunden. Migräniker können die Reize, die auf sie einströmen, nicht so gut filtern, und deshalb kommt es zu einer Art Kurzschluss im Gehirn." „Das bedeutet also, das Ganze spielt sich im Kopf ab und hat seinen Ursprung nicht im Magen-Darm-Trakt oder sonst wo", warf ich ein. Dr. X stimmte mir zu. „Was genau spielt sich denn da im Gehirn ab?", wollte ich wissen. „Bei einer zu schnellen oder zu lang andauernden Reizverarbeitung kann ein Zusammenbruch der Energieversorgung der Nervenzellen entstehen. Von den Nervenzellen werden Schmerz auslösende Botenstoffe freigesetzt, wodurch der typische Migränekopfschmerz entsteht." „Also sind die Schmerzen die Antwort auf ein überarbeitetes Gehirn?" Er nickte. „Es handelt sich nach heutigem Kenntnisstand vermutlich auch um eine vorübergehende Fehlfunktion Schmerz regulierender Systeme im Hirnstamm", erklärte mir Dr. X. „Gibt es denn eine medizinische Erklärung dafür, warum manche Menschen mit so einem hyperaktiven und empfindlichen Gehirn ausgestattet sind und andere nicht?", fragte ich. „Dafür können Sie nichts. Es muss eine genetische Disposition vorhanden sein, um eine Migräne zu entwickeln. Menschen ohne diese angeborene neurologische Funktionsstörung im Gehirn können nicht an Migräne erkranken." „Aber wenn Migräne definitiv neurologisch bedingt ist, wieso glauben dann so viele Menschen, dass es sich um eine psychosomatische Erkrankung handelt?" „Weil die Leute es nicht besser wissen." Die psychische Verfassung könne zwar Einfluss auf die Krankheit nehmen, erklärte mir Dr. X, aber sie sei nicht die Ursache. „Gibt es denn irgendwas, was ich tun kann, um die Migräne in Schach zu halten?" „Ja, das können Sie. Vermeiden Sie Stress und bauen Sie Erholungsphasen in Ihren Tagesablauf ein. Migränepatienten müssen sich zwischendurch immer mal wieder eine kleine Auszeit nehmen, um sich bzw. ihr Gehirn zu entlasten. Achten Sie außerdem auf eine ausgewogene, kohlenhydratreiche, gesunde Ernährung. Essen und trinken Sie regelmäßig und sorgen Sie für ausreichend viel Schlaf. Betreiben Sie zudem leichten Ausdauersport. Wenn der Anfall dann kommt, müssen Sie einen Gang zurückschalten. Die Medikamente können zwar die Symptome lindern, aber die Migräne läuft im Hintergrund weiter, darüber muss man sich im Klaren sein. Man sollte sich also an Tagen, an denen man eine Attacke hat, nicht so verausgaben und lieber etwas kürzertreten und sich ausruhen." „Okay! Und wie geht es jetzt weiter?" „Wir warten erst mal das Ergebnis des MRT ab und dann verschreibe ich Ihnen das Sumatriptan in der 50-mg-Dosierung, das müsste vorerst ausreichen. Es wirkt am besten, wenn Sie es bei den ersten Anzeichen der Migräne einnehmen. Da Sie so schwere Übelkeit entwickeln, verschreibe Ihnen zusätzlich ein Antiemetikum. Das ist ein Mittel, das die Übelkeit und den Brechreiz unterdrückt. Nehmen Sie MCP-Tropfen, die lassen sich am besten dosieren. Es steht dann noch Domperidon zur Auswahl, was ebenfalls ein Mittel gegen Übelkeit und gut verträglich ist. Nehmen Sie aber erst mal die MCP-Tropfen. Man nimmt sie ca. 10 bis 15 Minuten vor dem Triptan ein. Durch das Antiemetikum normalisiert sich die Magen- und Darmaktivität, und die Aufnahme des Triptans wird beschleunigt und es gelangt dann schneller in den Dünndarm, wo es dann anfängt zu wirken."

Schließlich stellte ich die letzte und heikelste aller Fragen: „Wie stehen die Chancen, dass sich die Migräne mit der Zeit wieder verabschiedet und von welchem Zeitraum ist da auszugehen?" „Migräne gilt derzeit als unheilbar", sagte Dr. X. „Es gibt Patienten, die Zeit ihres Lebens davon betroffen sind. Ich kenne aber auch Patienten, bei denen sich die Migräne irgendwann von selbst eingestellt hat. Warum das so ist, wissen wir nicht. Nur bei der Migräne, die stark hormonell getriggert wird, ist bekannt, dass sie sich mit dem Einsetzen der Wechseljahre verändert und oftmals sogar ausbleibt. Die Chancen stehen gut, dass die Attacken-Frequenz im Alter deutlich abnimmt, aber sicher ist das nicht. Wie Ihr persönlicher Krankheitsverlauf sein wird, darüber könnte man nur spekulieren, aber damit ist Ihnen nicht geholfen." Ich nickte und starrte resigniert auf den Boden. Das war eine ehrliche, realistische

Einschätzung, aber natürlich nicht das, was ich hören wollte ...

Ich ging mit sehr gemischten Gefühlen nach Hause. Einerseits war ich erleichtert, dass mein Neurologe die Migräne für mehr als wahrscheinlich hielt und ich jetzt gezielt anfangen konnte, mich mit der Erkrankung auseinanderzusetzen, andererseits war ich auch unglaublich frustriert. Schon wieder litt ich unter einer neurologischen Erkrankung, schon wieder war ich mit einer Krankheit konfrontiert, die mich vermutlich die nächsten Jahre oder womöglich Zeit meines Lebens begleiten würde. Eine weitere schwere gesundheitliche Belastung, mit der ich fertigwerden muss, dachte ich. Hört das denn niemals auf?

Das MRT war unauffällig, was bedeutete, dass ich schon mal keinen Hirntumor hatte und auch andere ernsthafte Erkrankungen ausgeschlossen werden konnten. Aufgrund der Tatsache, dass ich selten Kopfschmerzen hatte, aber die typischen Begleitsymptome einer Migräne aufwies, war ich auch nicht davon ausgegangen, dass das MRT Hinweise auf eine andere Erkrankung liefern würde. Auch meine Blutwerte und alle anderen Untersuchungsbefunde waren regelrecht. Durch das Ausschlussverfahren war die Diagnose ‚Migräne ohne Aura' nun gesichert.

Die nächsten Wochen und Monate versuchte ich die Ratschläge von Dr. X so gut wie möglich umzusetzen. Meine Migräne war episodisch, was bedeutete, dass ich abwechselnd Phasen hatte, in denen sie häufiger auftrat und Phasen, in denen ich keine Anfälle bekam. Anfangs ließen sich die Symptome in der Regel mit dem Mittel gegen Übelkeit, den MCP-Tropfen und dem Sumatriptan sehr gut behandeln. Ich hatte fast immer nur einen Tag Migräne und dann mehrere Tage hintereinander Ruhe. Mit der Zeit veränderte sich das. Dann entwickelte ich auch schon einmal längere Attacken, die bis zu drei Tage dauerten. Nach spätestens 72 Stunden ist der Anfall bei einer episodischen Migräne beendet.

Bei meinem nächsten Arztbesuch klärte mich Dr. X über die 10/20-Regel auf. Diese Regel bedeutet, dass man an zehn Tagen im Monat Triptane und/oder Schmerzmittel einnehmen darf und an zwanzig Tagen auf diese Mittel verzichten sollte. Ansonsten besteht nach drei Monaten in Folge die Gefahr, in einen MÜK zu geraten, den Medikamentenübergebrauchskopfschmerz. „Durch den Übergebrauch von Schmerzmitteln und Triptanen kann sich ein Wiederkehrkopfschmerz einstellen. Das bedeutet, dass durch die zu häufige Einnahme der Medikamente zusätzliche Kopfschmerzen ausgelöst werden können. Das lässt sich aber vermeiden, wenn Sie die 10/20-Regel konsequent einhalten", erklärte Dr. X. „Ich gebe Ihnen einen Kopfschmerzkalender mit, in den Sie bitte Ihre Migräne-Tage eintragen und auch aufschreiben, ob beziehungsweise womit Sie behandelt haben." „Kann ich denn bereits in den Übergebrauch kommen, wenn ich in einem Zeitraum von ein, zwei Monaten über zehn Triptane einnehme?" „Man schaut sich immer die letzten drei Monate an. Es werden aber nicht die einzelnen Triptane gezählt, sondern die Tage, an denen Triptane eingenommen werden. Es ist auch nicht zwangsläufig so, dass man nach drei Monaten einen Medikamentenübergebrauchskopfschmerz entwickelt. Dennoch sollte man die Regel im Auge behalten."

Im Grunde erscheint das alles ganz logisch. Aber am Anfang hatte ich etwas Schwierigkeiten, mich in diesem ganzen Regelwerk zurechtzufinden. Ich habe später häufig Migränepatienten auf Internetplattformen und in Privatgesprächen erlebt, die sich unaufhörlich darüber Gedanken gemacht haben, ob sie vielleicht in den MÜK geraten sein könnten, und ich selbst habe mich das auch immer wieder gefragt. Es ist auf jeden Fall wichtig, sich mit dieser Frage auseinanderzusetzen, vor allen Dingen dann, wenn man über einen längeren Zeitraum immer wieder deutlich über zehn Einnahmetage kommt. Aber wenn man mal ein oder zwei Monate darüber ist, ist das noch kein Grund zur Panik. Panik ist ohnehin ein schlechter Ratgeber! Denn auch die Angst vor dem nächsten Anfall kann Migräne auslösen. Migräniker befinden sich in ständiger Alarmbereitschaft, das ist ein permanenter zusätzlicher Stressfaktor! Man kann dem nur mit gezielten Ruhepausen entgegensteuern. Nach drei Monaten in Folge, in denen man die 10/20-Regel nicht einhalten konnte, sollte man versuchen, die Einnahmetage möglichst zu reduzieren, sodass sie im Folgemonat wieder unter zehn sinken. Falls das über einen längeren Zeitraum nicht gelingt, wäre mit dem Facharzt eventuell eine Medikamentenpause zu erwägen, unter Umständen übergangsweise auch mithilfe von Kortison.

Es gibt eine schlaue Taktik bei dem Einsparen von Einnahmetagen. Der Clou besteht darin, die erstmalige Medikamenteneinnahme am Abend nach Möglichkeit bis Mitternacht hinauszuzögern. Wenn ich beispielsweise zwischen 22:00 Uhr und 23:00 Uhr Migränesymptome entwickele, versuche ich, erst um 0:00 Uhr das Triptan zu nehmen. Wenn ich um 23:00 Uhr etwas nehme und um 10:00 Uhr am nächsten Morgen nochmal, dann gilt das ja als zwei Einnahmetage. Wenn ich aber bis 0:00 Uhr warte und um 10:00 Uhr morgens noch mal behandeln muss, dann gilt das als ein Einnahmetag, weil es ja in dem Zeitraum eines Tages eingenommen wurde. Andersherum gilt das Gleiche. Wenn ich am selben Tag schon ein Triptan genommen habe und kurz vor Mitternacht das Gefühl habe, dass der Anfall wieder durchkommt, dann nehme ich sofort das Triptan ein und warte damit nicht bis nach Mitternacht oder womöglich bis zum nächsten Morgen. Man lernt mit der Zeit so kleine Tricks und Kniffe, um Einnahmetage zu sparen, das funktioniert zumindest bei einer episodischen Migräne ganz gut.

3. Basiswissen über Migräne

Migränewissen

*Triptane sind das Mittel der ersten Wahl
und unterbinden deine Migräne-Qual.*

*Aber nur an 10 Tagen im Monat darfst du den Schmerz damit stillen,
daher brauchst du mitunter einen eisernen Willen.*

*Denn 20 Tage musst du ohne Medikamente überstehen,
da helfen kein Jammern und kein Flehen.*

*Kehrt die Migräne zu oft zurück,
dann landest du nämlich, wenn es schlecht läuft, im MÜK.*

*‚Medikamentenübergebrauchskopfschmerz' ist ein oft verwendetes Wort,
ganz besonders an einem sehr bekannten Ort,*

*in der Kieler Schmerzklinik, denn da muss man pausieren
und den Umgang mit Medikamenten ganz neu trainieren.*

*Also immer schön die 10/20-Regel im Auge behalten
und nicht nach Gutdünken schalten und walten.*

*Um sich nicht so oft zu quälen,
ist Ausdauersport sehr zu empfehlen.*

*Mehrere Ruhepausen am Tag soll man machen,
sonst hat man leider nicht viel zu lachen.*

*Magnesium, Vitamin B und auch Q10,
und die Migräne sollte am besten gar nicht erst entstehen.*

Koffein und einen Kohlenhydrate-Snack,
und mit Glück geht die Migräne dann weg.

Bei ‚Headbook' und in der ‚Migräne Community', da weiß man Rat
und hat auf viele Fragen eine kluge Antwort parat.

„Da werden Sie geholfen", da hat man gute Tipps in petto,
und wenn du das nicht zu schätzen weißt, „na dann geh doch zu Netto" ...

Migräne äußert sich in der Regel als ein starker, anfallartiger Kopfschmerz, der in unregelmäßigen Abständen wiederkehrt. Der Schmerz ist pulsierend, pochend oder stechend und tritt oft einseitig an einer Kopfhälfte auf. Jede körperliche Bewegung verstärkt den Schmerz. Den Betroffenen bleibt oft nichts anderes übrig, als sich in eine ruhige, reizarme Umgebung zurückzuziehen und abzuwarten, bis die Symptome nachlassen.

Migräne ist eine angeborene Reizverarbeitungsstörung. Die Krankheit gilt derzeit als unheilbar, ist aber gut behandelbar, wenn man sich hinreichend auskennt und die empfohlenen Verhaltensregeln beachtet. Da Migräne eine neurologische Grunderkrankung ist, gehört sie dementsprechend in das Fachgebiet der Neurologie. Bücher, Interneteinträge und Selbsthilfegruppen können die Behandlung durch erfahrene Neurologen keinesfalls ersetzen, sondern bestenfalls ergänzen. Die Diagnose muss von Fachärzten gestellt werden! Neurologen mit der Ausrichtung ‚Spezielle Schmerztherapie' verfügen über eine qualifizierte Zusatzausbildung, die sich ausdrücklich mit primären Schmerzerkrankungen auseinandersetzt. Aber das Wichtigste bei der Ärztewahl ist natürlich, dass man sich gut betreut fühlt und dem Neurologen vertraut.

Der Migränekopfschmerz wird von vegetativen Symptomen wie Übelkeit, Erbrechen, Durchfall, Überempfindlichkeit gegen Licht, Lärm und Gerüche, aber auch von Stimmungsschwankungen, Gereiztheit, Hyperaktivität, Antriebslosigkeit, Erschöpfung, Müdigkeit, Schlafstörungen und Nacken- und Gliederschmerzen begleitet.

Es gibt Migränepatienten, die außerdem folgende Auffälligkeiten zeigen: eine ausgeprägte Gesichtsblässe oder Gesichtsrötung, ein schwitzendes Gesicht, Gesichtsschmerzen, tränende, gerötete Augen oder ein hängendes Augenlid, eine behinderte Nasenatmung, kalte Hände und Füße, Rückenschmerzen, Konzentrationsstörungen, Vergesslichkeit und Wortfindungsstörungen. Auch Durst, Heißhunger und starker Harndrang können die Migräne begleiten.

Etwa zehn Prozent der Migränepatienten entwickeln regelmäßig eine Migräneaura. Diese kann einsetzen, bevor die Kopfschmerzen beginnen. Sie kann aber auch während der Schmerzphase weiterbestehen. Mit Aura sind neurologische Begleitstörungen gemeint, die sich überwiegend in Form von Sehstörungen (verzerrtes Sehen, Sehausfälle, Doppelbilder, Zickzacklinien, blinde Flecken im Sehfeld) zeigen. Auch Taubheit und Kribbeln im Gesicht, in den Händen oder in den Beinen, Schwindel, Gangunsicherheit, Sprachstörungen oder Lähmungen können während der Auraphase entstehen.

Man unterscheidet zwischen einer episodischen und einer chronischen Migräne. Bei der episodischen Migräne variiert die Häufigkeit der Anfälle. Die einzelne Migräneattacke kann zwischen 4 und 72 Stunden dauern. Zwischen den Attacken verschwindet der Schmerz. Die chronische Migräne stellt eine Komplikation dar. Wenn man fünfzehn Kopfschmerztage oder sogar mehr hat, von denen mindestens acht Migränesymptome aufweisen, spricht man von chronischer Migräne. Sie wird über einen zusammenhängenden Zeitraum von mindestens drei Monaten beobachtet. Ein Medikamentenübergebrauch muss ausgeschlossen werden. Die chronische Migräne ist zumeist die Folge einer jahrelangen Kopfschmerzerkrankung.

Die meisten Menschen, die unter Migräne leiden, kennen bestimmte Symptome (Vorboten), die darauf hinweisen, dass eine Migräneattacke unmittelbar bevorsteht. Dazu zählen starkes Gähnen, Müdigkeit und Gereiztheit, aber auch ein starker Betätigungsdrang, also ein ungewöhnlicher Energieschub, Heißhungerattacken und Appetit auf Süßes.

Migräne ist mehr als nur Kopfschmerz! Sie ist im Unterschied zu Spannungskopfschmerzen eine Gesamterkrankung/Multisystemerkrankung. Sie erfasst den ganzen Organismus und wird *immer* von verschiedenen Störungen begleitet. Diese Begleitstörungen sind nicht konstant. Sie können sich jederzeit verändern, vorübergehend ausbleiben oder später in derselben oder veränderten Intensität und Ausprägung wiederkehren. Auch die Reihenfolge, in der die Symptome auftreten, ist nicht immer gleich. Es ist auch wichtig zu verstehen, dass es nicht den *einen* Auslösefaktor gibt, der die

Migräne in Gang setzt. Es müssen bei episodischer Migräne in der Regel mehrere Faktoren zusammenkommen, um eine Migräneattacke zu provozieren. Die eigenen Auslösefaktoren zu kennen macht natürlich Sinn, aber nicht immer lassen sich Situationen vermeiden, die die Migräne auslösen.

Nachdem die Migräne diagnostiziert worden ist, ist es wichtig, sich umfassend über das Krankheitsbild zu informieren. In der Regel kann ein Besuch bei Fachärzten allein, bedingt durch die Kürze der jeweiligen Sitzungsdauer, nicht alle Fragen, die man hat oder die sich mit der Zeit ergeben, ausreichend klären. Es nimmt einen niemand an die Hand und begleitet einen rund um die Uhr. Daher ist es unumgänglich, selbst aktiv zu werden und sich ein umfassendes Migränewissen anzueignen. Außerdem können Patienten, die gut informiert sind, nachweislich ihre Chancen erhöhen, ihren Gesundheitszustand zu verbessern.

Aus meiner heutigen Erfahrung und Überzeugung vertraue ich der fachärztlichen Expertenmeinung, der medizinischen Leitlinie. In Deutschland werden die Leitlinien in der Regel von den wissenschaftlichen medizinischen Fachgesellschaften entwickelt. Medizinische Leitlinien sind ärztliche Empfehlungen zur Behandlung von Krankheiten und werden fortlaufend aktualisiert. Die leitliniengerechte Therapie bei Migräne gibt einen umfassenden Überblick darüber, was nach neuestem Stand der Wissenschaft akut und prophylaktisch nachweislich gegen Migräne hilft. Sie bezieht auch Stellung zu Therapien und Behandlungen ohne entsprechenden Wirksamkeitsnachweis. (1)

Eine Liste der Neurologen, die nach der Leitlinie behandeln, findet man auf der Homepage der Kieler Schmerzklinik unter:

www.schmerzklinik.de

Auf dieser Internetseite findet man außerdem die wichtigsten Informationen rund um das Thema Migräne. Zusätzlich möchte ich das Buch von dem Chefarzt der Schmerzklinik Kiel, Prof. Dr. Hartmut Göbel, ‚Erfolgreich gegen Kopfschmerzen und Migräne' an dieser Stelle wärmstens empfehlen. Es ist ein Werk, das meines Erachtens auf dem deutschen Buchmarkt an Aktualität, Ausführlichkeit und Qualität derzeit unübertroffen ist. Ein Standardwerk, das weder im Bücherschrank von Neurologen noch im Bücherschrank von Migränepatienten fehlen sollte. Eine fantastische Arbeit! Ich kann Prof. Göbel nicht genug dafür danken. Das Buch gibt Antworten auf jede fachliche Frage, die ich mir jemals gestellt habe, und überdies beantwortet das Buch Fragen, mit denen ich mich noch nie beschäftigt habe. Es macht diese unbegreifliche Erkrankung transparenter, und als Patientin fühle ich mich verstanden, ernst genommen und auch in der Öffentlichkeit sehr gut vertreten. Die Erklärungen in dem Buch sind leicht verständlich. Die Zusammenhänge von Ursache und Wirkung werden deutlich gemacht und auch die psychischen Belastungen, die sich aus dieser Erkrankung ergeben, werden thematisiert und anschaulich beschrieben. Prof. Göbel widmet sich auch dem Thema ‚Vorurteile' und analysiert deren Entstehung. Das Buch ist in Bezug auf meine Erkrankung meine wichtigste Lektüre geworden. Ich möchte sie nicht mehr missen. Leider gab es das Buch noch nicht, als die Migräne bei mir diagnostiziert wurde.

In den letzten dreißig Jahren wurden in der Migräneforschung enorme Fortschritte erzielt, von denen wir heute sehr profitieren. Man weiß inzwischen viel mehr über die Vorgänge im Nervensystem, kennt die erblichen Zusammenhänge, die Verknüpfungen mit anderen Erkrankungen und hat effektive Akutmedikamente und Prophylaxen (Mittel zur Vorbeugung) zur Verfügung.

Eine große wissenschaftliche Errungenschaft war die Entwicklung und Freigabe der Triptane. Triptane sind Arzneistoffe zur Akutbehandlung der Migräne und des Cluster-Kopfschmerzes. Das Sumatriptan war das erste speziell entwickelte Migränemittel und wurde 1993 als erstes Triptan in Deutschland freigegeben. Bis heute sind insgesamt sieben Triptane auf den Markt gekommen, die sich in Wirkungsweise und Wirkdauer etwas unterscheiden. Aktuell sind zwei Triptane rezeptfrei in der Apotheke erhältlich. Naratriptan und Almotriptan stehen zur Selbstmedikation zur Verfügung. Voraussetzung für die Abgabe in der Apotheke sollte immer eine zuvor ärztlich eindeutig diagnostizierte Migräne sein.

Es kann vorkommen, dass ein Triptan nach mehrjähriger Einnahmezeit nicht mehr in gewohnter Weise wirkt. Dann macht es Sinn, eines der anderen Triptane auszuprobieren.

Bei 60–90 Prozent der Patienten zeigen Triptane eine gute Wirksamkeit und gelten daher als Mittel der ersten Wahl. Sie bekämpfen die Symptome der Migräne in der Regel besser als herkömmliche Schmerzmittel und verhindern oder verbessern auch die Begleiterscheinungen der Migräne. Bei Patienten, die unter massiver Übelkeit leiden, sind Triptane daher bestens geeignet, sofern die Migräneattacken nicht ohne Medikamente ausgehalten werden können und sie auch mit Antiemetika (Antibrechmittel) nicht in den Griff zu kriegen sind.

Die Überlegenheit der Triptane gegenüber handelsüblichen Schmerzmitteln besteht darin, dass sie ganz gezielt am Entstehungsort wirken und die inneren Organe nicht belasten. Triptane fallen in die gleiche 10/20-Regel wie die Schmerzmittel. Das heißt, man darf an zehn Tagen im Monat Schmerzmittel und Triptane einnehmen, und an zwanzig Tagen im Monat sollte man die Migräne unbehandelt überstehen. Triptane bewirken, dass die neurogene Entzündung an den Gefäßen im Hirnkreislauf blockiert wird. Sie verhindern die übermäßige Ausschüttung von Neurotransmittern (Nervenbotenstoffen). Fluten diese Neurotransmitter in hoher Konzentration bereits den Blutkreislauf, können sie daraus nicht mehr entfernt werden. Das bedeutet, wenn die neurogene Entzündung sich bereits zu stark ausgebreitet hat, ist sie durch die Einnahme weiterer Triptane nicht mehr aufzuhalten. Die erneute Einnahme der Triptane verhindert nur, dass noch mehr Botenstoffe ausgeschüttet werden. Das erklärt, warum Triptane bei besonders starken und fortgeschrittenen Attacken nichts mehr ausrichten können bzw. der Allgemeinzustand trotz Einnahme der Triptane stark beeinträchtigt sein kann. Es erklärt auch, weshalb es so wichtig ist, nicht so lange mit der Einnahme des Triptans zu warten, wenn die Attacke sich bemerkbar macht.

Kindern ab zwölf Jahren können Sumatriptan und Imigran Nasal sowie Ascotop Nasal verabreicht werden. Der Hersteller empfiehlt, Triptane nur bis zu einem Alter von 65 Jahren einzunehmen. In Rücksprache mit dem Facharzt und sofern keine kardiologischen Probleme bestehen, spricht nach Auffassung der Schmerzklinik Kiel nichts dagegen, auch ältere Patienten mit Triptanen zu versorgen. Bei einer ungesicherten Diagnose, bei einem Dauerkopfschmerz, der durch die Menge der eingenommenen Schmerzmittel/Triptane hervorgerufen wurde, bei dem Zustand nach einem Herzinfarkt oder einem Schlaganfall oder anderen Gefäßerkrankungen, Bluthochdruck, Leber- oder Nierenerkrankungen sollten Triptane jedoch vermieden werden.

Es gibt vier verschiedene Darreichungsformen: Filmtabletten, Schmelztabletten, Injektionen im Fertigpen und Nasenspray. Der PEN empfiehlt sich bei starker Übelkeit, da er den Magen-Darm-Trakt umgeht.

Es muss beachtet werden, dass man während der Auraphase keine Triptane einnehmen darf, sondern erst dann, wenn die Aurasymptome abgeklungen sind und der Schmerz einsetzt. Dafür gibt es mehrere Gründe: Die Triptane können die Aurasymptome nicht unmittelbar beeinflussen, und auch die Symptome der Migräne werden nicht effektiv verbessert, wenn sie zu früh, also vor der Kopfschmerzphase eingenommen werden. Zudem verschenkt man Wirkdauer, wenn man nicht abwartet, bis die Schmerzen einsetzen, und der Hauptgrund, weshalb Triptane verabreicht werden, besteht ja in der Schmerzbekämpfung und darin, die Begleiterscheinungen wirksam zu behandeln. Der wichtigste Grund besteht jedoch darin, dass während der Auraphase bestimmte Gehirngefäße verengt sein könnten. Da die Triptane ebenfalls gefäßverengend wirken, können sie zu einer Verstärkung der Symptome oder sogar zu einem Schlaganfall führen.

Schmerzmittel, die von Neurologen üblicherweise bei leichtem und mittelgradigem Migränekopfschmerz empfohlen werden, sind Aspirin (Acetylsalicylsäure), Diclofenac, Ibuprofen, Naproxen und Novalgin. Hierbei sollte man aber beachten, dass die Schmerzmittel bei zu häufiger Einnahme die inneren Organe schädigen können. Ihr Vorteil besteht darin, dass sie, im Gegensatz zu den Triptanen, bereits während einer Auraphase eingenommen werden können. Das macht aber natürlich nur dann Sinn, wenn die Aurasymptome in Kombination mit Schmerzen auftreten.

Bei länger anhaltenden Migräneattacken kann man versuchen, die Attacken mit Infusionen zu durchbrechen. Üblicherweise kombiniert man Aspirin (ASS) mit Vomex oder Novalgin mit MCP. Auch eine Magnesium-Infusion kann mitunter sehr hilfreich sein. Anschließend kommen dann wieder Triptane zum Einsatz. Wenn die Wirkung des Triptans nachlässt, kann sie mit dem Schmerzmittel Naproxen verlängert werden.

Nachdem die Diagnose gesichert ist, macht es Sinn, seine persönlichen Auslösefaktoren (Trigger) kennenzulernen:

- grelles Licht oder Flimmerlicht
- ein erhöhter Lärmpegel, viele Menschen, die durcheinander reden, laute, hohe, Stimmen

- bestimmte Gerüche (z. B. Parfüm, Gewürze)
- Wetter- und Klimawechsel
- hohe Temperaturschwankungen, Hitze/Kälte
- starke Windböen, Luftdruckveränderungen
- zu wenig oder zu viel Schlaf
- starke körperliche Belastungen, Erschöpfung
- Änderungen/Unregelmäßigkeiten im Tagesablauf
- Auslassen von Mahlzeiten, Mangel an Kohlenhydraten
- Hormonveränderungen (Menstruation/Antibabypille/Wechseljahre)
- starke psychische Belastungen oder Vorfreude (Stress, Ärger, Wut, Trauer, Schock, Hochgefühle)
- unausgeglichene Lebensführung
- bestimmte alkoholische Getränke wie Sekt, Bier und Wein
- Lebensmittelunverträglichkeiten
- starke Schwankungen des Blutzuckerspiegels
- Diäten/Fastenkuren
- Blutdruckveränderungen
- heißes Baden oder Duschen
- Saunabesuche
- ruckartige Bewegungen wie z. B. in einem Karussell etc.
- Ballspiele bzw. vieles, was schnell und unvermittelt auf einen zukommt.

Einzelne Trigger für sich genommen sind nicht unbedingt ausschlaggebend, sondern die grundsätzliche Migränebereitschaft und die körperliche und psychische Verfassung der Betroffenen. Die gesamte Situation, in der man sich befindet und die mögliche Überaktivierung des Nervensystems entscheiden darüber, ob sich eine Migräneattacke entwickelt oder nicht.

Wenn man die Besonderheit der Migräne verstehen will, muss man begreifen, was es bedeutet, dass sie keine konstante Erscheinungsform hat. So wie sie sich nicht auf bestimmte Symptome eingrenzen lässt, kann sie auch in ihrem Ausmaß sehr unterschiedlich sein. Man hört immer wieder, dass Migräne wie ein Chamäleon sei und viele Gesichter habe. Das kann ich nur bestätigen. Da diese Krankheit so variabel und vielschichtig ist, ist sie auch wenig voraussagbar. Man glaubt, sie gut zu kennen, um dann festzustellen, dass sie immer wieder neue ‚Überraschungen' bereithält, die man nicht einplanen oder vorhersehen kann. Mal läuft die Migräne unauffällig im Hintergrund und beeinträchtigt die Patienten kaum, mal wird sie als extrem quälend empfunden und zwingt die Betroffenen zu strenger Bettruhe. Aber dazu später mehr in dem Kapitel ‚Unbehandelte Attacken/Medikamentenpause'.

Migräneauslöser sind nicht gleichzusetzen mit der Ursache! Die Auslöser (Trigger) beschreiben die Summe von Reizen, die das Fass zum Überlaufen bringen. Die Trigger können dazu führen, dass das Gehirn die vielen Reize nicht mehr filtern und verarbeiten kann. Die Ursache für die Migräne ist eine angeborene Störung des zentralen Nervensystems und wird als ein Energiedefizit von Nervenzellen im Gehirn aufgefasst. Auch die Hirnhaut und die jeweiligen Blutgefäße sind beteiligt. Aufgrund des Energiemangels und einer plötzlichen Änderung (Fehlsteuerung) im Nervensystem ist das Gehirn erschöpft und reagiert daher überempfindlich auf Reize. An den Hirnhautarterien wird eine Entzündungsreaktion hervorgerufen, wodurch die Arterien schmerzhaft anschwellen. Der Migränekopfschmerz und/oder die Begleitsymptome sind die Folge.

Durch langanhaltende und häufige Migräneattacken können strukturelle Veränderungen im Nervensystem entstehen, wodurch es immer schwerer werden kann, den entstandenen Schmerzkreislauf zu durchbrechen! Diese Entwicklung könnte ein Grund dafür sein, dass die Migräne einen chronischen Verlauf nimmt.

Die drei Säulen in der Migränebehandlung sind:

1. Verhalten (Information, Trigger erkennen, gesunde Ernährung, Verhaltenstherapie)

2. Entspannung, sportliche Betätigung, Vorbeugen (hilfreiche Prophylaxen finden)

3. Einnahme wirkungsvoller Akutmedikamente

4. Ein paar Worte zu den Prophylaxen

Wenn man mehr als sechs bis sieben Migränetage im Monat hat, empfiehlt es sich darüber nachzudenken, die Häufigkeit, Intensität und Dauer der Migräneanfälle mithilfe einer geeigneten Prophylaxe (Medikament zur Vorbeugung) zu beeinflussen und dementsprechend den Bedarf an Akutmedikamenten zu senken.

Mit den Prophylaxen verhält es sich folgendermaßen: Die Medikamente, die bis Herbst 2018 als Prophylaxe bei Migräne eingesetzt wurden, sind ursprünglich nicht speziell für Migränepatienten, sondern für andere Erkrankungen entwickelt worden. Es hat sich bei bestimmten Medikamenten zufällig herausgestellt, dass sie auch die Migräneanfälle der Patienten reduziert haben, die diese Mittel aufgrund anderer Erkrankungen einnahmen. Im Laufe der Zeit wurden Studien dazu in Auftrag gegeben, und drei Medikamentengruppen wurden zunächst als Migräneprophylaxen zugelassen: Betablocker, Antidepressiva und Antiepileptika. Inzwischen werden auch Kalziumantagonisten verordnet, unter denen das Mittel Flunarizin als besonders wirksam gilt. Bei chronischer Migräne, die auf die gängigen Prophylaxe-Medikamente nicht ausreichend anspricht, wird Botox (Botulinumtoxin) empfohlen, das nach dem PREEEMPT-Schema gespritzt wird. Dieses Schema hat sich bei Migräne bewährt und gibt vor, wo und in welcher Anzahl Spritzen gesetzt werden.

Welche Medikamente es im Einzelnen gibt und in welcher Dosierung sie empfohlen werden, ist mit dem Neurologen abzuklären. Da die Medikamente bei jedem Menschen anders wirken und individuell entschieden werden muss, welches Medikament für wen infrage kommt, gibt es keine allgemeingültige Empfehlung. In der Regel wird nach Verträglichkeit, Alter und Krankheitsanamnese und gemäß der medizinischen Leitlinie entschieden. Wenn medizinisch nichts dagegenspricht, beginnt man mit den kostengünstigeren Medikamenten mit der allgemein höchsten Erfolgsrate und den geringsten Nebenwirkungen. Ich bekam zuerst Betablocker, dann verschiedene Antidepressiva, als Nächstes ein Antiepileptikum namens Topiramat, danach den Kalziumantagonisten (Kanalblocker) Flunarizin. Dann erhielt ich ein anderes Antiepileptikum, und zwar Valporat. Danach versuchten wir es erneut mit verschiedenen Antidepressiva. Als Nächstes wurde mir Botox verabreicht und schließlich der Migräne-Antikörper Erenumab (Aimovig).

Vor jeder neuen Prophylaxe sollte man sichergehen, dass man sich nicht im Medikamentenübergebrauch befindet. Sollte das der Fall sein, so ist eine vorherige Medikamentenpause zu empfehlen, damit die neue Prophylaxe besser wirken kann. Es lohnt sich bei einer hohen Attackenfrequenz in jedem Fall alles zu versuchen, um über eine geeignete Prophylaxe oder sogar eine Kombination mehrerer Prophylaxen eine Verbesserung zu erreichen. Ich kenne viele Migräniker, die auch nach einer jahrelangen Suche noch fündig geworden sind und ihre wirksame Migräneprophylaxe gefunden haben. Man kann auch mit einer Prophylaxe, die zunächst nicht gewirkt hat, zu einem späteren Zeitpunkt Erfolg haben. Also heißt mein eindringlicher Rat: Bitte niemals aufgeben!

Mit der Immuntherapie mit dem CGRP-Antikörper steht seit November 2018 in Deutschland eine Behandlung zur Vorbeugung der Migräne zur Verfügung, die speziell für Migräniker entwickelt wurde. Diese Antikörpertherapie zielt auf ein Molekül, das bei der Entstehung eines Migräneanfalls eine bedeutende Rolle spielt. Die Antikörper werden gegen die Botenstoffe eingesetzt, die die Entzündung an den Arterien der Hirnhäute bedingen und greifen selektiv in den Mechanismus ein, der den Migräneanfall auslöst. Dabei spielt das sogenannte CGRP, ein Entzündungsprotein, eine entscheidende Rolle. CGRP ist ein Neuropeptid aus 37 Aminosäuren. Die ‚Impfung', die genau genommen eine passive Immunisierung ist, enthält Antikörper, die die Ausschüttung von CGRP verhindern bzw. dafür sorgen, dass der Rezeptor (die Empfängerstation) blockiert wird, an dem das ausgeschüttete CGRP andocken möchte. Die Injektionslösung im Fertigpen muss im Abstand von vier Wochen verabreicht werden.

Neben den genannten Prophylaxen kann hochkonzentriertes Magnesium sowie Vitamin B2 auch sehr gut unterstützen und den Gehirnstoffwechsel verbessern. Ein gutes Kombinationspräparat ist Migravent Classic. Man sollte das Mittel langsam eindosieren, da es bei zu hoher Konzentration Durchfall verursachen kann.

5. Die Migränepersönlichkeit – Wahrheit oder Mythos?

Nachdem die Migräne bei mir diagnostiziert wurde, suchte ich nach einer kompetenten neuen Hausärztin in der näheren Umgebung. Meine Kollegin Angelika empfahl mir Frau G., die mir von Anfang an sehr gut gefiel. Bereits bei dem Aufnahmegespräch wurde deutlich, dass sie ihre Patienten in ihrer Gesamtheit betrachtete und nicht nur erkrankte Körperteile oder einzelne Beschwerden. Sie war sehr mitfühlend, nahm sich viel Zeit für mich und ließ mich ausführlich meine Krankengeschichte erzählen. Auch Frau G. erwähnte im Zusammenhang mit Migräne die Reizüberflutung. Außerdem sprach sie von einer sogenannten Migränepersönlichkeit. „Menschen mit Migräne sind mit einem Hochleistungsgehirn ausgestattet. Sie sind wortgewandte Schnelldenker", erklärte Frau G. „Migräniker haben eine sehr gute Auffassungsgabe und eine erstaunliche Merkfähigkeit. Sie sind in der Regel sehr ehrgeizig, diszipliniert und leistungsstark und haben einen ‚inneren Antreiber', der dafür sorgt, dass sie immer nach Perfektion streben." Ob ich mich in dieser Beschreibung wiederfinde, wollte sie wissen. „Teils, teils", antwortete ich zögernd. Bei solchen Zuschreibungen bin ich immer vorsichtig. Ich hüte mich vor derartigen Verallgemeinerungen. Die genannte Beschreibung trifft mit Sicherheit auch auf viele Menschen zu, die keine Migräne haben, insofern stellt sich die Frage, ob es wirklich Eigenschaften gibt, die charakteristisch für Migränepatienten sind. Mit Sicherheit wird es auch Betroffene geben, auf die diese Attribute nicht zutreffen. So gesehen stört es mich, wenn ich aufgrund meiner Migräne auf bestimmte Merkmale festgenagelt werde. Aber manchmal kokettiere ich auch ganz gern damit. Es sind ja nicht unbedingt die schlechtesten Eigenschaften, die einem da nachgesagt werden.

Ein paar Eigenheiten ergeben sich bestimmt auch aus der Natur der Erkrankung selbst, das halte ich sogar für viel wahrscheinlicher. Zum Beispiel macht es Sinn, Arbeitsaufträge frühzeitig zu planen oder vorzubereiten, weil man ja nie weiß, wann einen der nächste Anfall aus der Bahn wirft. Andersherum ist es doch ebenso verständlich, wenn Arbeitnehmer nach einem krankheitsbedingten Ausfall die versäumten Arbeitsaufträge besonders eifrig und schnell nachholen und wieder etwas wettmachen wollen. Bei Migränepatienten sind Schuldgefühle aufgrund vieler Fehltage fast schon vorprogrammiert. Ich hatte oft ein schlechtes Gewissen, wenn ich wieder einmal wegen Migräne ausfiel. Wenn ich dann die Gelegenheit dazu bekam, mich in besonderer Weise zu engagieren und mein Können unter Beweis zu stellen, war ich nur zu gern dazu bereit. Man sollte daher Verhaltensweisen, die sich aus dem Krankheitsbild ergeben, nicht gleich als Migränepersönlichkeit ansehen.

Aber wie dem auch sei, einige dieser angeblichen Migränemerkmale trafen tatsächlich auf mich zu. Ich hatte zweifellos ein gutes Gedächtnis. Ich konnte (für mich) wichtige Gespräche anschließend fast lückenlos wiedergeben und hatte mir deshalb immer schon Entsprechendes anhören müssen. „Mari, du mit deinem Elefantengehirn! Man kann dir nichts erzählen, was du danach am besten gleich wieder vergessen solltest. Du erinnerst dich ja noch Jahre später an jede Unterhaltung und an alles, was man dir jemals anvertraut oder versprochen hat", beschwerte sich mal augenzwinkernd eine Freundin bei mir. Ich muss allerdings dazu sagen, dass sich meine Gedächtnisleistung hauptsächlich darauf bezog, dass ich mich gut an Gesprächsinhalte erinnern konnte. Beim Auswendiglernen von Lerninhalten vor Klassen- oder Studienarbeiten zeigte sich diese ‚erstaunliche Merkfähigkeit' zu meinem Bedauern leider nie. Ich will damit sagen, dass die Inhalte, die ich mir gut merken konnte, schon emotional bedeutsam und interessant genug sein mussten, damit ich sie so gut in Erinnerung behalten konnte. Leider hat meine überdurchschnittliche Merkfähigkeit im Laufe der Zeit spürbar nachgelassen. Außerdem bin ich häufig zerstreut. Woran das genau liegt, kann ich mir selbst nicht erklären. Natürlich leidet die Konzentrationsfähigkeit unter dem Einfluss der Migräne, aber ich habe mit der Zeit viele Betroffene kennengelernt, deren Gedächtnisleistung offenbar nicht derart gelitten hat. Aber das ist nun mal bei jedem anders. Vielleicht muss ich mein Gedächtnis aber auch einfach noch öfter trainieren!

Ob ich grundsätzlich schneller denke als andere, weiß ich nicht. Ich muss allerdings zugeben, dass ich die Angewohnheit habe, Sätze, die von anderen angefangen werden, zu beenden. Vielleicht ist das ein Indiz dafür. Mir geht es tatsächlich manchmal nicht schnell genug, also beschleunige ich die Reaktionen meines Gegenübers gern mal. Wenn jemand sehr langsam denkt und spricht, werde ich bisweilen ungeduldig. Es sei denn, es ist eine krankheitsbedingte Erscheinung, dann habe ich natürlich Verständnis. Wer zu schnell redet, beißt bei mir allerdings auch auf Granit, da mich das Zuhören dann sehr anstrengt. Es ist also nicht ganz einfach, es mir recht zu machen. Mit meiner Disziplin stehe ich mitunter eher auf Kriegsfuß, es sei denn, dass ich liebe, was ich tue! Ob ich leistungsstark und perfektionistisch bin? Ich würde sagen, dass es auch wieder ganz darauf ankommt, worum es sich handelt. Wenn mich der Ehrgeiz packt, kann ich mich schon sehr dahinterklemmen. Auf jeden Fall bin ich gern gut vorbereitet und gehe in Gedanken jede Eventualität durch. Allerdings entspricht das wohl eher meinem Sicherheitsbedürfnis als meinem Leistungsstreben. Ich habe mal irgendwo gelesen, dass Migräniker sehr ordentliche, fast schon pedantische Menschen sein sollen. Man könne bei ihnen vom Fußboden essen. Ehrlich gesagt, das würde ich in meiner Wohnung eher nicht empfehlen! Bei mir wird man eher sagen: „Bei der kannste vom Fußboden essen, da findest du immer was ..."

Ich bin allerdings überzeugt davon, dass Migränepatienten aufnahmefähiger sind als der Durchschnitt, da sie über eine hohe Wahrnehmungsfähigkeit verfügen. Sie kriegen buchstäblich mehr mit und können besser zwischen den Zeilen lesen. Inzwischen sind sich Kopfschmerzexperten einig darüber, dass Menschen, die mit diesem besonderen Betriebssystem im Gehirn ausgestattet sind, eine höhere Sensibilität besitzen, vorausschauend sind und tiefer empfinden können. Ich kann das für mich bestätigen. Es ist Fluch und Segen zugleich. Ich sehe es nicht immer als Vorteil, gute Antennen zu besitzen und jede Auffälligkeit oder Unstimmigkeit sofort zu registrieren. Manchmal wünschte ich mir, dass ich etwas dickhäutiger wäre und nicht so viel mitbekäme. Aber ich kann es mir nicht aussuchen. Natürlich gibt es auch immer wieder Situationen, in denen mir und anderen diese Feinfühligkeit zugutekommt.

Dass man mit einer ganz guten Intuition einen sozialen Beruf ergreift und gern mit Menschen arbeitet, ist selbsterklärend. Migräniker sollen angeblich auch gut organisieren können, da sie viele Dinge gleichzeitig im Blick haben. Viele Betroffene verfügen über eine kreative Ader und sind musisch begabt. Migränepatienten sollen in der Regel auch ein starkes Verantwortungsbewusstsein haben und sehr zuverlässig sein. Das kann ich mir gut vorstellen. Aber es gibt auch einige Zuschreibungen, die ich für völlig überzogen halte.

Herold Wolff, Arzt am Cornwall University Medical College und einer der Väter der Migräneforschung sei ner Zeit, beschreibt die typischen Migränepatienten 1937 in einer Studie als „ehrgeizige, perfektionistische, rigide, zwanghafte und sehr leistungsorientierte Menschen, die aufgrund von Ängstlichkeit und Unsicherheit ihre Gefühle nicht adäquat äußern und auf Belastungssituationen nicht angemessen reagieren können". (2)

Obwohl man inzwischen den Schlüssel zum Migräne-Erbgut gefunden hat und damit erwiesen ist, dass die Migräne angeboren ist und im Migränezentrum des Hirnstamms entsteht, hält sich der Mythos von der Migränepersönlichkeit ebenso hartnäckig wie die veraltete Annahme, dass Migräne eine psychosomatische Erkrankung sei. Sätze wie „Das ist doch sicher alles psychisch", „Die Seele will dir etwas mitteilen" oder „Du denkst dich in alles zu sehr rein. Kein Wunder, dass der Kopf da nicht mitmacht" bekommen Migräniker immer wieder zu hören. Man kann solchen unqualifizierten Äußerungen nur mit aktuellem Fachwissen entgegensteuern, aber dazu muss man sich dieses erst mal aneignen.

Bevor ich die hirnorganischen Zusammenhänge begriffen hatte und selbst noch eine ganze Weile danach ließ ich mich auch davon verunsichern, wenn ich spürte, dass Menschen annahmen, dass meine scheinbar ‚labile psychische Konstitution' die Ursache meiner Migräne sei. Es ist genau umgekehrt, denn sie verwechseln Ursache und Wirkung: Die Migräne sorgt dafür, dass meine Gesamtverfassung sich unter dem Einfluss der Migräne so rapide verschlechtert und mir aufs Gemüt schlägt. Aber viele Menschen sind überzeugt davon, dass die Krankheit in der Psyche begründet ist. Auch wenn sie das nicht so direkt ansprechen, spürt man dennoch, dass sie Vermutungen in diese Richtung anstellen. Meistens kommen dann so Fragen wie „Hast du denn im Moment viel Stress?" oder „Kann es sein, dass du dir grundsätzlich zu viel zumutest?". Natürlich können Stress und Überforderung tatsächlich zu einer erhöhten Frequenz der Attacken führen, aber das sind, wie bereits erläutert, Auslösefaktoren (Trigger) und nicht die Ursachen der Migräne.

In dem Buch ‚Erfolgreich gegen Kopfschmerzen und Migräne' von Prof. Dr. Göbel ist zu lesen, dass die ‚Migränepersönlichkeit', von der lange Zeit die Rede war und teilweise auch heute noch die Rede ist, so wie beschrieben nicht existiert und es sich dabei eher um einen Mythos handelt. Wenn man davon ausgehen kann, dass fast 18 Millionen Menschen in Deutschland von Migräne betroffen sind, ist es sehr wahrscheinlich, dass eine hohe Anzahl der Migränepatienten auch entsprechende Wesensmerkmale aufweisen. Man kann aber davon ausgehen, dass sie die gesamte Bandbreite der Persönlichkeitseigenschaften besitzen wie andere Menschen auch. Demnach gibt es kein spezifisches Persönlichkeitsprofil und schon gar keine auf Studien beruhende Migränepersönlichkeit. Ich finde das wichtig zu wissen, um aus dem Käfig der Vorurteile auszubrechen, was mich direkt zu meinem nächsten Thema führt.

6. Der Kampf gegen Vorurteile

Wenn es um Migräne geht, sind einige Menschen voller Verständnis und Mitgefühl, viele ahnungslos und irritiert und wieder andere voller Vorurteile und Zweifel. Außenstehende wissen in der Regel sehr wenig über die Erkrankung. Sie haben natürlich keinen direkten Zugang zu ihr und meist nicht mal eine entfernte Vorstellung davon, wie stark Migränepatienten unter den Attacken leiden. Man kann den Betroffenen die Krankheit nicht immer ansehen, manchmal noch nicht einmal anmerken, sofern man keinen geübten Blick dafür hat. Da die Krankheit mehr oder weniger unsichtbar ist, ist es so schwierig, die starke Belastung durch Migräne richtig einzuschätzen.

Wer selten unter Migräne leidet, der wird von vielen vielleicht noch ausgiebig bedauert. Aber wer häufig über diese Krankheit klagt, macht sich verdächtig. Die Leute fragen sich, wieso die Anfälle so oft auftreten und aus welchem Grund sich die Krankheit überhaupt in dieser Weise manifestiert und den Betroffenen mitunter völlig lahmlegt.

Diejenigen, die auch unter starker Übelkeit und/oder Aurasymptomen leiden, können eventuell auf etwas mehr Mitgefühl und Verständnis hoffen, einfach weil ihr Leiden für andere sichtbarer ist oder sie sich zumindest mehr darunter vorstellen können. Aber wenn das Leiden nicht wahrnehmbar ist und sehr häufig auftritt, hat man schnell ein Problem mit der Glaubwürdigkeit. Man begegnet Schmerzpatienten mit einer gewissen Skepsis oder sogar ungeduldiger Verärgerung, wenn sie zu oft in eine schlechte Verfassung geraten und es ihnen offenbar nicht gelingt, produktiv zu sein. Man darf in einer Leistungsgesellschaft maximal ein bis zwei Wochen im Jahr krank werden und vorübergehend ausfallen, aber es wird erwartet, dass man danach schnell wieder auf die Beine kommt und reibungslos funktioniert. Das ist mit chronischer Migräne aber kaum machbar.

Statt die Krankheit als das anzuerkennen, was sie ist, nämlich eine angeborene neurologische Reizverarbeitungsstörung, wird ihr Vorhandensein gesellschaftlich immer noch als eine persönliche Schwäche oder Überempfindlichkeit interpretiert. Also als etwas, das in der eigenen Persönlichkeit und ungesunden Denk- und Verhaltensmustern begründet liegt. Migränepatienten haben ständig das Gefühl, sich erklären und rechtfertigen zu müssen. Es steht immer im Raum, dass die Erkrankung hausgemacht ist. Nichts ist schlimmer, als einem Menschen, der von einer schweren organischen Krankheit geplagt wird, nahezulegen, die Ursachen seiner gesundheitlichen Probleme bei sich selbst zu suchen.

Betroffene werden von manchen Menschen insgeheim oder ganz unverblümt als Sensibelchen, Prinzessin auf der Erbse, Faulpelz und Jammerlappen bezeichnet oder als eingebildete Kranke abgestempelt. Die Glaubwürdigkeit wird besonders im Hinblick auf die Schwere der Symptomatik infrage gestellt. Kopfweh hat doch schließlich jeder einmal ... Wieso machen Leute, die Migräne haben, immer gleich solch ein Drama daraus, fragen sich manche. Dieses tagelange Liegen im abgedunkelten Zimmer, die völlige Zurückgezogenheit, die anhaltende niedergeschlagene Gemütsverfassung während der Kopfschmerzphase, das ständige Gähnen, das permanente Schlafbedürfnis, die Überempfindlichkeit gegenüber diesem und jenem? Kann es den Betroffenen wirklich so schlecht gehen? Die übertreiben doch, wollen Aufmerksamkeit erregen, gönnen sich ein paar arbeitsfreie Tage und drücken sich vor der Verantwortung. Migränepatienten sind, dem äußeren Anschein nach zu urteilen, generell nicht belastbar.

Ganz im Gegenteil! Migränepatienten müssen sich immerzu der Herausforderung stellen, auch mit Migräne zu funktionieren. Sie muten sich mitunter mehr zu, als gut für sie ist. Sie versuchen, sich nichts anmerken zu lassen und lächeln ihre Beeinträchtigung tapfer weg. Migränepatienten halten Verabredungen ein, obwohl sie sich lieber in den eigenen vier Wänden verkriechen würden. Sie gehen arbeiten, obwohl es ihnen offensichtlich nicht gut geht. Die meisten Betroffenen, die ich kenne, versuchen, so wenige Fehltage wie möglich anzuhäufen und setzen alles daran, nicht ‚unangenehm' aufzufallen. Mein hochgestecktes Ziel war beispielsweise immer, möglichst nicht ins Krankengeld zu fallen. Man sollte also bedenken, dass Menschen, die massiv unter Migräne leiden, das Gleiche bzw. aufgrund ihrer Einschränkungen sogar mitunter viel mehr leisten müssen als Gesunde. Sie sind, was ihren Energieaufwand betrifft, eher mit Hochleistungssportlern zu vergleichen als mit Faulpelzen.

Es liegt gewissermaßen in der Natur der Krankheit bzw. an der dämpfenden Wirkung der Medikamente, dass Migränepatienten die eigene Belastung nicht immer wahrnehmen. Oder sie nehmen die Belastung zwar wahr, aber ziehen daraus nicht unbedingt die notwendigen Konsequenzen. Diese wären beispielsweise, eine Beschäftigung vorzeitig zu beenden, ihrem Ruhebedürfnis nachzugeben oder sich mit leichtem Ausdauersport oder diversen Entspannungsverfahren den nötigen Ausgleich zu verschaffen.

Halten wir also fest: Wenn es etwas gibt, was typisch für Migränepatienten ist, dann ist das der Umstand, dass Betroffene sich in der Regel tapfer ihrer Erkrankung stellen. Dass sie versuchen, sich so viel Normalität, Lebensqualität und Struktur zu erhalten wie möglich und sich darum bemühen, das Beste aus jeder Situation zu machen. Jammerlappen? Fehlanzeige. Dennoch wird Migränepatienten immer wieder nachgesagt, dass sie mimosenhaft oder wehleidig seien, weil niemand wirklich nachvollziehen kann, wie stark es Betroffenen zusetzt, wenn die Migräne wieder einmal erbarmungslos zuschlägt.

Meine Tante Ursel, die schon als Kind in den frühen 1950ern Migräne entwickelt hat, hat mir erzählt, dass auch sie mit viel Unverständnis und Spott zu kämpfen hatte. Sätze wie „Du immer mit deiner Migräne!" (Bemerkung meines Vaters gegenüber seiner kleinen Schwester) waren da sicher noch harmlos. Man hat diese Krankheit einfach nicht ernst genommen und erst recht nicht ihr tatsächliches Ausmaß begriffen. Was ‚Migräne' wirklich bedeutet, ist einfach schwer zu kommunizieren, ganz besonders für ein kleines Kind. Außerdem gab es zur damaligen Zeit kaum Möglichkeiten, sich umfassend zu informieren, und man darf nicht vergessen, dass die Migräneforschung damals bei Weitem noch nicht so weit fortgeschritten war wie heute. Man wusste mit der Krankheit nicht viel anzufangen ...

Aber Diskriminierungen gibt es bis heute, und zwar in sehr vielfältiger Form. Migräniker werden zum Beispiel auch in den Medien zu gern verspottet. Sie werden zur beliebten Zielscheibe von Comedians und auf dem Witzblatt der Boulevardmagazine ins Lächerliche gezogen. Auch auf Partys oder in ganz alltäglichen Situationen wird der ein oder andere Witz auf Kosten der Migräniker gerissen. Ohne einen Gedanken daran zu verschwenden, was sie da eigentlich von sich geben und wie geschmacklos und beleidigend das ist. Man macht sich lustig darüber, weil andere Leute sich auch darüber lustig machen und offenbar darüber lachen können. Während sich die einen darüber amüsieren, verschlägt es anderen die Sprache, so wie mir. Gibt man bei Google ‚Witze über Migräne und Kopfschmerzen' ein, sind zwar nicht viele, aber dafür sehr derbe Witze zu lesen, die deutlich unter die Gürtellinie gehen. Was mich am meisten daran erschreckt, ist der sehr aggressive, feindselige Unterton, der sich im Übrigen, wen sollte es wundern, ganz besonders gegen Mädchen und Frauen richtet. Migräne wird bis heute als ‚typische Frauenkrankheit' angesehen. Fakt ist, dass Migräne unter Frauen immer noch stärker verbreitet ist als unter Männern. Der Grund dafür ist, dass viele Formen der Migräne von den Hormonen abhängen und Frauen Schmerzreize anders verarbeiten als Männer. Aber aktuelle Zahlen belegen, dass besonders Jungen und junge Männer immer häufiger an Migräne erkranken und ihre weiblichen Leidensgenossinnen langsam einholen.

Doch der Volksmund ist da ganz anderer Meinung, denn folgendes Klischee hat sich offenbar hartnäckig gehalten: Migräne befällt hysterische, sexuell frustrierte oder gar asexuelle Frauen, die alles dafür tun, um bloß keinen Geschlechtsverkehr haben zu müssen. Um diesem ‚Übel' zu entgehen, muss eine Krankheit erfunden oder ausgebildet werden, die sie vor den lästigen sexuellen Annäherungsversuchen eines Mannes schützt.

In esoterischen Büchern über Traumdeutung klingt dieser Tenor heutzutage immer noch durch. So fand ich in dem Buch von Bernhard P. Wirth ‚Krankheiten – Tränen unserer Psyche', Engelsdorfer Verlag, Leipzig, 2009 unter dem Stichwort ‚Migräne' auf Seite 47 die Bezeichnung ‚Orgasmus im Kopf'. Wirth erklärt, dass die abgelehnte Sexualität „auf der höheren Ebene, im Kopf, ausgelebt" wird. Die vorgeschlagene Erlösung besteht dann folgerichtig in der „Anerkennung der sexuellen Bedürfnisse des Körpers".

Es liegt an populären Buchklassikern wie ‚Krankheit als Weg' von Thorwald Dethlefsen und Rüdiger Dahlke aus dem Jahr 1983, dass Krankheiten rein psychologisch und mit sehr abschätzigen Unterstellungen fehlgedeutet werden. Das geschieht bei Dethlefsen und Dahlke in einer so krassen Plumpheit und Reduzierung auf sprachliche Übertragung, dass mir die Worte fehlen. Ich kann nicht verstehen, dass sich Menschen ernsthaft an solchen Binsenweisheiten orientieren. Derart an den Haaren herbeigezogene Wortassoziationen ohne jede Logik, geschweige denn Wissenschaftlichkeit, kann und darf man nicht für voll nehmen. In einem von ‚LamatX' am 05.01.2012 hochgeladenen YouTube-Video äußert sich Dahlke über Migräne wie folgt:

„Wenn Sie dann die Migräne nehmen, wie sie kommt, was sie im Körper macht und wie sie wieder geht, dann finden Sie wirklich den Ablauf eines Geschlechtsverkehrs im Kopf, statt im Unterleib. Das ist 'ne Ersatzebene letztlich und 'ne ganz übliche Tendenz, kann man schon fast sagen, dass man Themen aus diesem schmutzig eingeschätzten weiblichen Bereich hochverlagert ...

... Schauen Sie sich mal den Ablauf des Migräneanfalls an, mit Vorspiel, Höhepunkt, diese Ruhephase danach. Sie werden auf allen Ebenen diese Parallelen finden ..."

Auch wenn solche Behauptungen für mich völlig indiskutabel sind, machen sie mich sehr ärgerlich. Nicht nur, weil ein gebildeter Mensch solche Behauptungen aufstellt und alle wissenschaftlichen Erkenntnisse der Migräneforschung komplett ignoriert, sondern weil es Menschen gibt, die diesen Aussagen auch noch Glauben schenken und sie weiterverbreiten. Als ich studierte, war es im Grunde ein ‚Muss', Dahlke zu lesen. Das war gewissermaßen Pflichtlektüre für jeden, der Sozialarbeit studierte. Sämtliche Krankheiten wurden in den Achtziger- und Neunzigerjahren plötzlich als psychosomatisch angesehen, und man stellte wilde Spekulationen an, wie die Krankheiten denn wohl zu deuten seien. Dahlke war zweifellos mitverantwortlich für diesen vorherrschenden Trend.

Es ist ganz furchtbar, wenn Menschen, die keine Ahnung von Migräne haben, sich in alles einmischen und ständig ‚schlaue' Kommentare vom Stapel lassen. Viele meinen es nur gut mit einem und wollen wirklich aufrichtig helfen. Aber wenn das so ist, dann sollten sie sich vielleicht einfach besser informieren, bevor sie Ratschläge geben, die nichts nützen.

Es gibt aber auch Personen, die freche, unqualifizierte Äußerungen von sich geben, die sehr verletzend und grenzüberschreitend sind. Äußerungen wie:

„Geh mal zum Psychologen, das ist ja nicht normal, dass man ständig Kopfschmerzen hat ..."

„Das ist vielleicht auch alles nur Einbildung. Man kann sich selbst auch verrückt machen. Lass den Gedanken an die Migräne doch einfach mal los."

„Treib mehr Sport und hab mehr Sex, dann bist du ausgelastet und musst dich nicht immer so viel mit der Migräne beschäftigen ..."

Man hört mitunter auch so unsinnige Kommentare wie:

„Man sollte die Migräne am ausgestreckten Arm verhungern lassen."

„Verpasse deiner Migräne den Todesstoß."

„Man muss der Migräne den Nährboden entziehen."

Was soll das denn bedeuten? Und wem sollen solche Phrasen nützen?

Frauen müssen sich zusätzlich Kommentare anhören wie:

„Männer haben seltener Kopfschmerzen, weil sie sich nicht immer gleich in alles so hineindenken ..."

„Du solltest schwanger werden, dann geht mit Sicherheit auch die Migräne weg."

Männer müssen sich zusätzlich Kommentare anhören wie:

„Wie kannst du denn Migräne haben? Das ist doch eine Frauenkrankheit."

„Was bist du denn für eine Memme? Wegen Kopfschmerzen zum Arzt rennen ... Das ist total übertrieben!"

Man könnte diese Liste endlos fortführen, aber ich belasse es mal bei diesen Beispielen.

Über die tatsächlichen Ursachen dieser Erkrankung ist inzwischen glücklicherweise viel bekannt geworden und auch das Leid der Schmerzpatienten wird heutzutage mehr diskutiert und in die Schmerzbehandlung einbezogen als noch vor zwanzig Jahren. Wer informiert sein will, hat inzwischen die Chance dazu. Möglichkeiten, immer auf dem neuesten Stand der Wissenschaft zu sein, gibt es genug, man muss sie nur nutzen. Da wir damit leben müssen, dass immer noch so viele Vorurteile herrschen, liegt es an uns, den Patienten selbst, damit aufzuräumen und für entsprechende Aufklärung zu sorgen.

7. Wenn sich die Anfälle häufen, hilft eine klare Orientierung

Ein typischer Migräneanfall:
Ein fast versautes Wochenende

Fürs Wochenende hatte ich große Pläne,
doch jetzt bekomme ich wie so oft Migräne.

Sie setzt mich sogleich schachmatt,
und ich dreh mich wie im Hamsterrad.

Der Nacken tut weh, die Augen brennen,
und ich würde am liebsten anfangen zu flennen.

Das Gehirn fängt an Alarm zu schlagen,
und das schlägt mir gewaltig auf den Magen.

Ich zittere und schwitze und bin total blass,
Migräne haben macht absolut keinen Spaß.

Das Leben mit dieser Krankheit ist bitter,
es verschafft einem Übelkeit und Nervengewitter.

Ich schaff es gerade noch bis zum Klo
und merke schon, ich geh K.O.

Während andere sich amüsieren auf einer Feier,
komm ich nicht umhin, ich reiher ...

Mein Bett verlege ich gleich ins Badezimmer,
denn der Brechreiz, der wird immer schlimmer.

Am Morgen liege ich wie tot in meiner Kammer,
schon schwingt die Migräne ihren Hammer.

Holt zum Schlage aus,
und aus ist die Maus.

Der Kopf, der pocht und dröhnt,
als ob die Migräne mich verhöhnt.

*Die Sonne sticht in meinen Augen,
das ist doch wirklich kaum zu glauben.*

*Mir macht das alles schwer zu schaffen,
ich kann mich wirklich zu gar nichts aufraffen.*

*Die bleierne Müdigkeit gibt mir den Rest,
ich steh weiter unter Hausarrest.*

*Doch dann greife ich in meinem Wahn
zu meinem rettenden Triptan.*

*Es wirkt und nimmt Übelkeit und Schmerzen
und mir fällt ein Stein vom Herzen.*

*Das Triptan brachte die entscheidende Wende,
mir geht es zum Glück wieder gut, die Qual hat ein Ende!*

In der Zeit nach der Diagnosestellung war ich sehr zufrieden mit der medikamentösen Behandlung und dem Verlauf der Migräne. Da sie episodisch war, hatte ich ja nach den jeweiligen Anfällen genug Zeit, mich zu erholen. Nicht nur für die Psyche, sondern auch für das zentrale Nervensystem ist diese Erholungsphase wichtig, um sich ausreichend zu regenerieren.

Da ich keine Schwierigkeiten hatte, die 10/20-Regel einzuhalten, machte ich mir zunächst noch wenig Gedanken darüber, als die Zahl der Anfälle innerhalb des ersten Jahres kontinuierlich anstieg. Ich war einfach nur froh, dass ich der Übelkeit nicht mehr so hilflos ausgeliefert war und wirksame Medikamente hatte, die mich in die Lage versetzten, trotz Migräne arbeiten zu gehen und meine Freizeit zu gestalten. Ich konnte sogar hin und wieder ein Glas Rotwein trinken, ohne direkt im Anschluss daran eine Migräne zu entwickeln.

Doch dann stellte ich fest, dass das Triptan nicht mehr so verlässlich wirkte. Ich war während eines Anfalls unfassbar müde, hatte mitunter heftige Nackenschmerzen und litt viele Jahre unter einer starken Licht- und Lärmempfindlichkeit. Solange ich Medikamente nahm, führte die Übelkeit zwar nicht zum Erbrechen, aber war dennoch so ausgeprägt, dass ich mich davon stark beeinträchtigt fühlte. Ich hielt Rücksprache mit Dr. X, und er sagte: „Es ist möglich, dass Sie eine höhere Dosierung des Triptans benötigen. Ich verschreibe Ihnen Sumatriptan in der 100-mg-Dosierung." Außerdem riet mir Dr. X, es zusätzlich mit einer Prophylaxe zu versuchen, da meine Anfälle inzwischen durchschnittlich bei acht bis zehn Tagen im Monat lagen, Tendenz steigend. Wir einigten uns darauf, dass ich es erst einmal mit Betablockern versuchte. Außerdem verschrieb mir Dr. X Domperidon gegen die Übelkeit und empfahl mir außerdem Vomex-Zäpfchen, die es rezeptfrei in der Apotheke zu kaufen gibt. „Die Zäpfchen haben den Vorteil, dass Sie die nehmen können, wenn die Übelkeit schon so weit fortgeschritten ist, dass eine Einnahme von Tabletten nicht mehr möglich scheint. Das heißt, die Zäpfchen sind angezeigt, wenn Sie kurz vorm Erbrechen sind oder bereits erbrochen haben." Ich erinnere mich noch gut daran, als ich zum ersten Mal ein Zäpfchen nahm. Ich habe den Wirkeintritt ganz intensiv gespürt. Es war ein richtiger ‚Flash', der durch den Körper ging. Kurz darauf bildete sich die Übelkeit zurück und ich schlief ein.

Ich war froh, als ich feststellte, dass die Anfälle mit der höheren Dosierung des Sumatriptans leichter zu ertragen waren. Leider kamen die Attacken in der folgenden Zeit noch häufiger. Irgendwann hatte ich kaum noch drei Tage am Stück ohne Anfall, und ein Anfall dauerte nun auch nicht mehr wie gewohnt einen Tag, sondern zwischen 48 und 72 Stunden. Ich fragte mich damals, ob sich der Körper vielleicht schon zu sehr an die Arzneimittel gewöhnt hatte oder ob sich einfach nur die Migräne an sich verschlechtert hatte und länger anhielt.

Die Prophylaxe brachte leider auch keine nennenswerte Verbesserung. So langsam machte ich mir doch große Sorgen um meinen Gesundheitszustand.

Immer, wenn ich längere Zeit an einer Erkrankung litt, personifizierte ich sie und fing an, über die Krankheit zu reden wie über eine alte Bekannte. Auf diese Weise konnte ich die Migräne besser von mir abgrenzen. Gelegentlich scheute ich mich nicht einmal, sie ‚direkt' anzusprechen. Auf irgendeine Weise war alles etwas leichter zu ertragen, wenn ich mir ein Gegenüber vorstellte, an das ich mich in meiner Not wenden konnte. Ich gab der Migräne den Namen ‚Migi' und stellte sie zur Rede. Das mag für gesunde Menschen sehr befremdlich, vielleicht sogar etwas verrückt klingen, aber dieses Vorgehen entlastete mich sehr. Solche Verhaltensweisen zählen zweifellos zu den Bewältigungsstrategien einer chronischen Erkrankung. Man benötigt ein Ventil, um den Druck rauszunehmen. Im Übrigen ist nicht der Mensch, der seine Schmerzen in Worte fasst, verrückt, sondern die Umstände, die ihn dazu veranlassen: Die Wahrnehmung der Welt wird durch die Krankheit verrückt oder sogar auf den Kopf gestellt. Das ist ein bedeutsamer Unterschied.

Manchmal gelang es mir, Migi halbwegs hilfreiche, intelligente Fragen zu stellen, wie „Was brauchst du jetzt?" oder „Wovor willst du mich schützen, dass du mich jetzt aus dem Verkehr ziehst?". Aber manchmal war ich auch so frustriert und verärgert, dass ich Migi wüst beschimpfte. Ich konnte nicht akzeptieren, dass sie zu mir gehörte. Ich wollte diese furchtbare Krankheit einfach nur los sein. Aber es nützte nichts, sich gegen sie aufzulehnen, denn das beeindruckte sie herzlich wenig. Migi kam und ging, wie es ihr beliebte. Auslöser ließen sich auch kaum mehr ausmachen. Ich konnte keine logischen Zusammenhänge mehr herstellen. Die Krankheit hatte sich verselbstständigt und verzichtete anscheinend auf nachvollziehbare Trigger.

Ich fing an Sport zu treiben. Ich ging regelmäßig im Park walken und meldete mich im Fitnessstudio und beim Qigong an. Auf die Häufigkeit meiner Anfälle hatte das leider wenig Einfluss, was mich unglaublich frustrierte, denn es gibt etliche Beispiele, bei denen regelmäßiger Ausdauersport und Entspannungsübungen starke Verbesserungen erzielen.

Die Begleitsymptome der Migräne wie Nackenschmerzen und starke Müdigkeit verschwanden mit Abklingen der Übelkeit. Die Anfälle in meiner Kindheit hatten auch immer mal wieder einen schwereren Verlauf und hielten dann über mehrere Tage an. Es lag also sicher nicht oder jedenfalls nicht nur an den Medikamenten, dass meine Migräne so heftige Ausmaße angenommen hatte. Viel wahrscheinlicher war es, dass sich die Krankheit einfach mit zunehmendem Alter wieder verschlimmert hatte. Die Hochphase der Migräne ist im mittleren Erwachsenenalter zwischen 35 und 45 Jahren, was hormonell bedingt oder dem Umstand geschuldet sein könnte, dass man in dieser Lebensphase ganz besonders produktiv ist.

Ich nahm fälschlicherweise an, dass die Triptane den Migräneanfall ‚unterdrücken' und sich meine Migräne deshalb in geballter Form entlädt, wenn ich die Medikamente plötzlich weglasse. Ich war vollkommen überzeugt davon, dass ich die Migräne ab und zu mal ‚gewinnen' lassen muss. Fast so, als befänden wir uns im Wettstreit. Anstatt mich mit dieser Frage an meinen Neurologen zu wenden oder mich im Internet schlauzumachen, folgte ich über einen längeren Zeitraum meinen eigenen verschrobenen Vorstellungen. Ich kann nur jedem Betroffenen raten, sich umgehend zu informieren, wenn einem etwas unklar ist. Ich machte den Fehler, eigene Rückschlüsse zu ziehen, die mir zu dem Zeitpunkt am wahrscheinlichsten schienen und gab mich dann mit diesen laienhaften Erklärungsversuchen zufrieden. Das ist ein fataler Fehler! Man sollte sich immer fachkundig machen und sich nicht mit Halbwissen oder Vermutungen zufriedengeben, das spart einem eine Menge Ärger und Frust.

Während unbehandelter Attacken verglich ich mich mit einer Drogenabhängigen, die auf Entzug ist. So ähnlich, stellte ich mir vor, müsste es sein, einen Drogenentzug zu machen. Mir kam dieser Vergleich in den Sinn, weil es mir ohne Medikamente so elend ging und ich mich von den Triptanen emotional sehr stark abhängig fühlte. Da man aber von Triptanen körperlich nicht abhängig werden kann, muss man dementsprechend auch keinen Entzug machen. Dass keine körperliche Abhängigkeit und erst recht keine Suchtgefahr droht, lässt sich dadurch erklären, dass keinerlei Bedarf an

Triptanen besteht, wenn man nicht unter den entsprechenden Symptomen leidet, gegen die sie eingesetzt werden. Würde eine Abhängigkeit vorliegen, würde man die Triptane auch ohne medizinisch notwendigen Anlass nehmen, das ist aber nicht der Fall. Niemand käme auf die Idee, zum Triptan zu greifen, solange man beschwerdefrei ist. Man hat nichts davon. Triptane haben keine anregende oder gar euphorisierende Wirkung.

Im Falle eines Medikamentenübergebrauchs sollte man allerdings dringend eine Medikamentenpause einlegen, weil sich sonst früher oder später der Medikamentenübergebrauchskopfschmerz (MÜK) einstellen kann. Der MÜK ist eine Besonderheit bei Migränikern, da das zentrale Nervensystem die Reize nicht ausreichend filtern kann und die Rezeptoren demzufolge schneller abstumpfen. Durch den häufigen Gebrauch von Schmerzmitteln und/oder Triptanen wird die körpereigene Schmerzabwehr reduziert. Das könnte die Erklärung dafür sein, warum man im MÜK landet bzw. die Migräne einen chronischen Verlauf nimmt. Durch einen konsequenten Medikamentenentzug kann sich das erschöpfte körpereigene Schmerzabwehrsystem erholen und sich auch die Schmerzempfindlichkeit wieder normalisieren. (3)

Wenn sich die Anfälle so stark häufen, hilft eine klare Orientierung. Es stellt sich früher oder später die Frage, ob man konsequent bei den medizinischen Konzepten bleibt oder ob man sein Glück in der ergänzenden Medizin (Komplementärmedizin) suchen möchte. Grundsätzlich spricht vieles dafür, beides miteinander zu kombinieren und sich von allen Behandlungskonzepten, die es gibt, das Beste heraussuchen. Entscheidend ist letztlich, welche der Maßnahmen, die vorgenommen werden, wirksam und welche unwirksam sind. Da man im Vorfeld nicht wissen kann, was einem hilft, neigen viele dazu, alles Mögliche auszuprobieren. Aber Vorsicht! Viele Angebote sind unseriös und bieten keinen Wirksamkeitsnachweis. Daher würde ich mich mit der Erfahrung von heute konsequent an die medizinische Leitlinie halten, denn nur dann kann ich mir sicher sein, dass die Empfehlungen wissenschaftlich überprüft sind. Nach vielen erfolglosen Ausflügen in die Komplementärmedizin/Pseudomedizin vertraue ich mich wieder ganz der wissenschaftlichen, akademischen Medizin an. Ich vermeide bewusst den Begriff ‚Schulmedizin', da dieser Begriff ursprünglich von Homöopathen verwendet wurde, um die etablierte Medizin abzuwerten.

Natürlich bevorzuge ich ein modernes Verständnis der Medizin, eine fortschrittliche Medizin, die ganzheitlich orientiert ist und die Bedürfnisse der Patienten in den Vordergrund rückt, die den Menschen als Ganzes wahrnimmt und Körper, Geist und Seele als etwas Zusammenhängendes begreift. Ganzheitlichkeit bedeutet auch, dass die Patienten menschliche Zuwendung und Fürsorge erfahren, man darum bemüht ist, sich in ihre Gefühle und Ängste hineinzuversetzen und eine partnerschaftliche, ebenbürtige Kooperation stattfindet. Eine moderne, ganzheitliche Medizin muss sich sicherlich auch für ergänzende Behandlungskonzepte öffnen, jedenfalls für die, die sich wissenschaftlich nachweisen lassen. Es ist jedoch gar nicht so einfach, Mediziner zu finden, die all diese Komponenten berücksichtigen und selbstverständlich miteinander verbinden.

Da eine chronische Erkrankung immer Auswirkungen auf alle Lebensbereiche hat, erwarte ich von einer guten ärztlichen Beratung, dass man über diese Auswirkungen spricht. Es müssen gezielt Fragen gestellt werden, die über ein rein medizinisches Verständnis hinausgehen. Man sollte unbedingt – wenn auch nur kurz – über die persönliche Lebenssituation sprechen und in Erfahrung bringen, ob und wie Patienten die beruflichen Anforderungen bewältigen. Es ist natürlich klar, dass eine Reha- oder Schmerzklinik viel mehr Möglichkeiten hat, auf die individuellen Bedürfnisse der Patienten einzugehen und dort ein ganz anderes Zeitfenster zur Verfügung steht. Dennoch bin ich der Ansicht, dass auch Hausärzte und Neurologen, die ambulant betreuen, die persönlichen Umstände ihrer Patienten kennen und berücksichtigen sollten. Einfühlsames Zuhören und interessiertes Nachfragen nach den Lebensumständen ist nicht in erster Linie eine Frage der zeitlichen Gegebenheiten, sondern eine Frage der inneren Einstellung und Bereitschaft seitens der Ärzte. Es tut manchmal einfach nur gut, nicht nur über die medizinische Versorgung zu sprechen, sondern auch über die Hintergründe und Probleme, die sich aus dieser Erkrankung ergeben. Meine Hausärztin hat diese Notwenigkeit erkannt und guckt über den Tellerrand auf die Anliegen ihrer Patienten. Sie berät nicht nur fachlich, sondern zeigt auch ihre Betroffenheit als Mensch. Frau G. sagt beispielsweise so Dinge wie: „Das ist doch echt eine fürchterliche Krankheit. Es tut mir leid, dass Sie so leiden müssen, Frau Deike, und ich wünschte, dass ich mehr für Sie tun könnte." Mit solchen Äußerungen unterstützt sie mich deutlich mehr als mit der reinen Betrachtung und Beurteilung meines Kopfschmerzkalenders. Ich fühle mich dadurch ernst genommen und spüre, dass sie versteht, in welch einer schwierigen Lage ich mich befinde. Es wäre wünschenswert, wenn viel mehr Ärzte und Ärztinnen mit etwas mehr Herz bei der Sache wären ... Ich bin sehr dankbar, dass ich in Frau G. eine so engagierte und patente Hausärztin gefunden habe.

Dass ich 2012 in der Hardtwaldklinik in Bad Zwesten und 2017 in der Schmerzklinik Kiel einer ganzheitlichen, patientenzentrierten Behandlungsweise begegnet bin, war großes Glück. Auch mein Neurologe Dr. B. P., bei dem ich aktuell in Behandlung bin, ist ein sehr engagierter Arzt, der mich bei der Entwicklung der richtigen Behandlungsstrategie aktiv miteinbezieht und mir aufmerksam zuhört . Es erleichtert mich sehr, dass ich letztlich diese klare medizinische Ausrichtung für mich gefunden habe.

8. Unbehandelte Attacken/Medikamentenpause

*Mein Kopf kann nicht abschalten,
die Datenmenge nicht verwalten.*

*Zu viele Reize strömen auf mich ein,
das kann ein Migränegehirn nicht verzeihen.*

*Die Anfallsbereitschaft ist angeboren,
ich wurde dazu auserkoren.*

*Die Blutgefäße entzünden sich und schwellen an,
die Folgen werfen mich aus der Bahn.*

*Ein Schmerz entsteht und Übelkeit,
und auch Erschöpfung macht sich breit.*

*Verhagelt mir den ganzen Tag,
ich komme nicht mehr aus dem Quark.*

*Lege mich ins Bett, mach die Augen zu,
doch Migi lässt mich nicht in Ruh.*

*Leider kann ich sie nicht zähmen,
und so muss ich mich weiter grämen.*

*Es würgt und drückt und sticht und zieht,
und dauert, bis sie sich verzieht.*

*Erst nach drei Tagen macht sie sich davon,
und ich erhole mich von dem Migräne-Marathon.*

*Zum Glück ist der Kopf jetzt endlich still,
und ich kann wieder machen, was ich will.*

*Doch nach dem Anfall ist vor dem Anfall, das ist Fakt.
Das Leben mit Migräne ist ganz schön vertrackt.*

*Aber ich stelle mich tapfer meinen Problemen,
meine positive Grundstimmung lass ich mir nicht nehmen.*

*Auch wenn es verdammt schwer ist,
mit dieser Krankheit zu leben ...*

Da ich zu der Überzeugung gelangt war, dass ich der Migräne ab und zu ‚erlauben' müsste, sich bis zum Vollbild der Erkrankung auszutoben, ließ ich alle zwei, drei Monate freiwillig die Akutmedikamente weg. Anfangs wollte ich herausfinden, ob das einen positiven Effekt auf die Häufigkeit der Migräne haben würde, was sich für gewöhnlich bestätigte. Später nutzte ich die Medikamentenpausen auch noch ganz gezielt als Vorbereitung für besondere Ereignisse. Wenn also ein Urlaub oder eine größere Feierlichkeit ansteht, mache ich im Vorfeld bewusst eine Medikamentenpause. Danach wirken die Medikamente für gewöhnlich wieder besser. Das erhöht deutlich die Chance, dass ich während eines Urlaubs oder einer Feierlichkeit nicht befürchten muss, dass die Medikamente versagen. In der Regel klappt das!

Da es in meinem speziellen Fall unmöglich war, die Attacke ohne Medikamente auszuhalten und trotzdem zur Arbeit zu gehen, war bei mir jede unbehandelte Attacke auch mit mehrtägigen Fehlzeiten und dementsprechend auch einer Arbeitsunfähigkeitsbescheinigung (AU) verbunden. Der Wegfall von Medikamenten bedeutete bei mir üblicherweise stundenlanges, schweres Erbrechen mit anschließender mehrtägiger schwerer bis mittelschwerer Übelkeit und einem sehr ausgeprägten Erschöpfungszustand.

Es gibt im Vorfeld ein paar Dinge, die man beachten sollte, wenn man eine ambulante Medikamentenpause machen möchte: Zunächst einmal ist es wichtig, Ruhe zu bewahren und zu überlegen, was alles noch geregelt werden muss, bevor einen der unbehandelte Anfall lahmlegt. Im Vordergrund steht immer die Kontaktaufnahme zum Facharzt wegen der Ausstellung einer AU und ebenso wichtig ist es natürlich, die Dienststelle umgehend über die voraussichtlichen Fehlzeiten zu informieren. Außerdem stellt sich die Frage, ob Verabredungen oder Termine anstehen, die abgesagt werden müssen. Man muss überlegen, ob dienstlich oder privat noch weitere Dinge zu klären oder zu organisieren sind, um die man sich in den nächsten Tagen nicht kümmern kann. Es ist außerdem ratsam, sich alles an Lebensmitteln und/oder unterstützenden Medikamenten und Hilfsmitteln im Vorfeld zu besorgen, denn das spart im Anschluss unnötige Wege und Aufregung. Auch Kleinigkeiten wie den Müll rauszubringen, die Post reinzuholen, den Abwasch zu erledigen oder Blumen zu gießen sind am besten in dieser Phase zu erledigen, denn später hat man dazu in der Regel keine Energie mehr. Es empfiehlt sich, einen Tag vor der angedachten Pause sehr viel Flüssigkeit aufzunehmen, die Essensmenge hingegen deutlich zu reduzieren.

Wie die meisten Migräniker benötige ich zunächst einmal eine völlige Reizabschirmung in einem abgedunkelten Raum und Bettruhe. Während der gesamten Dauer der Brechattacke brauche ich auch ganz viel Frischluftzufuhr, da stickige Luft in dem Zustand nicht zu ertragen ist. Also muss ich unbedingt dafür sorgen, dass mein Schlafzimmer gut belüftet ist.

Ich informiere immer ein paar Leute über meine bevorstehende Medikamentenpause. Es beruhigt mich sehr zu wissen, an wen ich mich im Notfall wenden kann. Gerade wenn man allein lebt, ist es wichtig zu überlegen, wer einen im Bedarfsfall unterstützen bzw. zu Hilfe eilen kann. Ich habe mir angewöhnt, während der gesamten unbehandelten Attacke mit Freundinnen und Kolleginnen regelmäßige WhatsApp-Nachrichten auszutauschen. Das entlastet mich und gibt mir das beruhigende Gefühl, unter ständiger Beobachtung zu stehen. Sollte der Kreislauf aber merklich absacken, einem schwindelig oder schwarz vor Augen werden, das Erbrechen sehr viel länger als gewöhnlich andauern oder einem irgendwas anderes unheimlich vorkommen, ist die Kontaktaufnahme zum Facharzt beziehungsweise sogar zum medizinischen Notdienst ratsam. Zum Glück ist mir das bisher erspart geblieben. Es gab aber durchaus Grenzsituationen, worauf ich gleich noch eingehen werde.

Wenn ich nach längerem Medikamentenkonsum sowohl Triptane als auch Antiemetika weglasse, leide ich unter sehr starker Übelkeit mit schwerem Erbrechen und einer unfassbaren, bleiernen Müdigkeit. Wenn das Vollbild der Migräne erreicht ist, fühle ich mich völlig apathisch, schwerkrank und dem Erbrechen ganz und gar ausgeliefert. Nach Abklingen der Symptome brauche ich in der Regel dann ca. fünf Tage keine Akutmedikamente. Man kann also sagen, dass ich zwei bis vier Tage Quälerei in Kauf nehme, um insgesamt zehn Tage ohne Medikamente auszukommen und um im Anschluss an die Tortur mit maximal fünf Tagen Beschwerdefreiheit belohnt zu werden. Aber auch wenn es seltsam klingen mag, das ist es mir wert. Zu der Zeit, als ich noch unter zwanzig Migränetage im Monat hatte, gelang es mir durch die Medikamentenpause, nicht an der 10/20-Regel zu kratzen, was mir wichtig war, um nicht in den gefürchteten Übergebrauch zu kommen. Nachdem ich im späteren Krankheitsverlauf nahezu täglich Migräne hatte, war es mir umso wichtiger, regelmäßig aus diesem Teufelskreis auszubrechen und hin und wieder ein Stück Normalität zu erleben. Morgens ohne Übelkeit aufzuwachen und einen ganz gewöhnlichen Tag ohne Beschwerden vor sich zu haben, das ist ein echtes Highlight, für das ich das alles in Kauf nehme. Aber welche Hölle ich während der Zeit ohne Medikamente durchmache, ist mit Worten fast nicht zu beschreiben. Versuchen möchte ich es trotzdem.

Als die härteste Zeitspanne empfinde ich immer die Zeit ab dem Moment, wenn die ersten Symptome auftreten und ich mich dafür entscheide, nicht zu behandeln, bis zum Moment des ersten Erbrechens. Dieses elendige, stundenlange Warten macht mich immer völlig fertig und ist eine enorme Belastung für den Körper und die Psyche. Ich lege mich dann meist mit geschlossenen Augen ins Bett und rühre mich nicht mehr von der Stelle, denn so ist die langsam aber stetig zunehmende Übelkeit am besten zu ertragen. Auf einer Skala von 1 bis 10 steigert sich die Übelkeit von anfänglicher Stärke 4 bis zum Brechreiz der Stärke 10. Während dieser Phase muss ich meinen inneren Schweinehund überwinden, um nicht doch noch nach einem rettenden Triptan zu greifen.

Die Übelkeit und die Müdigkeit sind im Aufeinandertreffen so tiefgreifend und konträr, dass ich im ersten Moment gar nicht weiß, welchem Bedürfnis ich zuerst nachgeben soll. Man möchte am liebsten einen Jahrhundertschlaf machen und ist gleichzeitig zum Wachbleiben verurteilt, da man sich ja in den nächsten Stunden ständig übergeben muss, was sehr kräftezehrend ist beziehungsweise zu einem echten Kraftakt wird.

Wenn das Erbrechen einsetzt, verspüre ich fast so etwas wie Erleichterung, denn ab da kann ich anfangen, die Stunden bis zum voraussichtlichen Ende der Brechattacke zu zählen. Ab dem Zeitpunkt des ersten Erbrechens dauert es gewöhnlich zwölf bis vierzehn Stunden, bis sie zum Stillstand kommt.

Mein starker Brechreiz zwingt mich immer wieder dazu, gegen meine schwere Müdigkeit an zu würgen. Müdigkeit ist eigentlich auch nicht der richtige Ausdruck an dieser Stelle. Das klingt zu harmlos und zu alltäglich. Diese Art ‚Müdigkeit' geht weit über ein reines Schlafbedürfnis hinaus. Selbst ein langer, ausgiebiger Schlaf kann dieses starke Ruhebedürfnis nicht stillen. Man müsste für diesen Zustand fast ein neues Wort erfinden. Fatigue, der medizinische Fachbegriff eines starken Erschöpfungszustandes, der das normale Maß um ein Vielfaches übersteigt, trifft es wohl am besten. Wie man es auch nennen mag, diese Art Müdigkeit knockt mich völlig aus. Es ist ein Zustand, der auf überwältigende Art entkräftet und mir jede Energie raubt. Es ist ein Gefühl purer Erschöpfung. Ein Totalausfall! Nichts geht mehr! Rien ne va plus! Ich fühle mich wie gelähmt und völlig blockiert. Jede Aktivität scheint zu einer fast unüberwindlichen Hürde zu werden. Das vorherrschende Gefühl ist: ‚Ich kann nicht!' Nicht, weil ich nicht will, also mich mental verweigere, sondern weil ich mich tatsächlich körperlich nicht mehr in der Lage dazu fühle, aktiv zu sein. Man glaubt, dass man nichts mehr selbstständig erledigen kann und fühlt sich wie ausgeschaltet. Jeder kleine Handgriff ist wahnsinnig anstrengend. Selbst der Gang zur Toilette wird einem schon zu viel. Aufs Handy zu gucken, sich die Spuckschüssel heranzuziehen oder sich auch nur auf die andere Seite zu drehen, erlebe ich bereits als Kraftakt. Vom ständigen Erbrechen ganz zu schweigen. Es ist, als sei man tagelang gewaltsam wachgehalten und am Einschlafen gehindert worden und als hätte man dazu noch ein starkes Schlafmittel erhalten. Bei meiner Internetrecherche bin ich auf den Begriff ‚Myalgic Encephalomyelitis' gestoßen. Die Beschreibung dieser schweren neuroimmunologischen Erkrankung erinnert mich in einigen Punkten sehr stark an meine Migränesymptome während einer unbehandelten Attacke. Genannt werden ein extremes, körperliches Schwächegefühl, Muskel- und Gelenkschmerzen, Kopfschmerzen, Schweißausbrüche, Übelkeit, Magen-Darm-Probleme, Hypersensibilität bei Licht, Geräuschen und Gerüchen, Schwindel etc. (4)

Zu Beginn, etwa in der Mitte und ganz am Ende des unbehandelten Anfalls ist das Erbrechen bei mir am stärksten ausgeprägt. Dazwischen gibt es immer mal ruhigere Phasen. Manchmal gelingt es mir, für ein paar Minuten wegzudösen. Aber das ist die Ausnahme und passiert in der Regel erst nach mehreren Stunden unaufhörlichen Erbrechens. Zeitweilig übergebe ich mich dann im Fünfminutentakt. Später verlängern sich die Abstände: Erst viertelstündlich und dann halbstündlich. Mit etwas Glück habe ich auch mal eine Stunde Pause.

Die Übelkeit ist so übermächtig und quält mich in unveränderlicher Stärke über einen so langen Zeitraum, dass ich phasenweise wirklich glaube, dass ich das nicht überstehe. Mit der Zeit wird man natürlich eines Besseren belehrt. Wenn man muss, kann man eine ganze Menge ertragen und wird überaus hart im Nehmen. Ich musste notgedrungen akzeptieren, dass dies der normale Verlauf eines unbehandelten Migräneanfalls ist. So richtig tröstlich ist das nicht. Obwohl man es immer wieder durchlebt, ist es für einen selbst nahezu unfassbar, dass man regelmäßig so etwas Furchtbares durchmachen muss. Wenn man sich dann noch vergegenwärtigt, wie sehr die Migräne gesellschaftlich immer noch verharmlost wird, ist das wie ein zusätzlicher Schlag ins Gesicht.

Ist der Magen entleert, fördert das unaufhörliche Würgen irgendwann nur noch gelbgrüne Gallenflüssigkeit zu Tage. Mitunter kommt gar nichts mehr … Nach etwa zehn Stunden Dauererbrechen versuche ich zumindest schluckweise Wasser zu trinken, um nicht völlig zu dehydrieren. Außerdem habe ich dann die Hoffnung, dass ein bisschen von der Flüssigkeit im Magen bleibt, damit wieder etwas da ist, was ich überhaupt erbrechen kann.

Damit die Säure meine Zähne nicht so stark angreift und um ein frisches Gefühl im Mund zu haben, gurgele ich nach jedem Erbrechen mit einer stark verdünnten Mundspülung. Ich bilde mir ein, dass der Minzgeschmack im Mund dem Ganzen etwas mehr Würde verleiht. Durch das starke Schwitzen während des

Anfalls fühlt man sich sehr unwohl in seiner Haut, zumal der Schweiß richtig unangenehm riecht, vermutlich, weil Stresshormone im Spiel sind. Es ist daher notwendig, mindestens ein- bis zweimal am Tag zu duschen. Tut man das nicht, fängt man an zu stinken und sich vor sich selbst zu ekeln. Auch das Nachthemd oder der Pyjama müssen täglich gewechselt werden. Das Bettzeug beziehe ich neu, wenn die Brechattacke vorüber ist.

Es gab Anfälle, da habe ich so oft erbrochen, dass mein Zwerchfell schon richtig schmerzte. Auch einen Hexenschuss habe ich mir mal eingehandelt durch das plötzliche, ruckartige Hochschnellen beim Erbrechen. Seitdem versuche ich meine Spuckschale so zu deponieren, dass sie möglichst in Kopfhöhe steht und ich mich unmittelbar darüber beugen kann.

Ein weiteres Problem während der laufenden Attacke ist die steigende Thrombose-Gefahr durch das lange Liegen. Man muss darauf achten, zwischendurch immer mal wieder aufzustehen und/oder kurze gymnastische Übungen zu machen, damit man ausreichend Bewegung hat. Das macht in solch einem desolaten Zustand zwar kein Vergnügen, aber es ist in jedem Fall sinnvoll.

Etwa zwei Stunden nach dem letzten Erbrechen beginne ich meistens damit, mir kleine Mengen Flüssigkeit zuzuführen. In den ersten Jahren trank ich zunächst Cola und anschließend Rote-Beete-Saft. Später schwenkte ich dann auf Leitungswasser mit einen Schuss Zitronen- oder Limettensaft oder Zitronenlimonade mit wenig Kohlensäure um. Pures Leitungswasser oder Mineralwasser kann ich nach dem Erbrechen ganz schlecht trinken. Es schmeckt mir einfach nicht und löst Widerwillen aus. Getränke mit viel Kohlensäure zu trinken ist tatsächlich auch nicht zu empfehlen, da es den Magen reizen und zu erneutem Erbrechen führen kann. Aus dem Grund trinke ich im Anschluss an die Brechattacke auch keine Cola mehr. Ich verspüre stattdessen ein Verlangen nach frisch gepresstem Karottensaft, und wenn ich mich in der Lage dazu fühle, besorge ich ihn mir, sobald ich kann, vom Grünmarkt in der Innenstadt. Es macht natürlich, wie gesagt, auch Sinn, sich zu bevorraten und immer entsprechende Lebensmittel im Haus zu haben.

Etwa ein bis zwei Stunden, nachdem ich etwas getrunken habe, ohne anschließend zu erbrechen, beginne ich mit einer vorsichtigen Nahrungsaufnahme. Bewährt haben sich bei mir im Laufe der Zeit Salzstangen oder Brezeln, Cracker, Knäckebrot mit etwas Butter, Zwieback, Apfel-Karotten-Salat, Pellkartoffeln und feine, wenig gewürzte Suppen wie Kürbiscremesuppe ohne Sahne oder Hühnerbrühe/Hühnersuppe. Letzteres war viele Jahre mein absoluter Favorit. Es gab für mich in der Situation nichts Besseres. Seit ich mich entschieden habe, mich vegetarisch zu ernähren, kommt das natürlich nicht mehr infrage. Suppen haben den Vorteil, dass sie den Flüssigkeitsverlust ausgleichen. Sie kommen bei mir aber frühestens vier bis sechs Stunden nach dem letzten Erbrechen auf den Speiseplan, ebenso wie Joghurt oder Gemüse, wie zum Beispiel Karotten und Rote Beete. Was Obst anbelangt, vertrage ich unter diesen Umständen am besten blaue Weintrauben, Bananen, geriebenen Apfel oder in Butter gedünstete Apfelstückchen, Aprikosen, Mirabellen und Pfirsiche. Was einem guttut und am besten bekommt, muss jeder für sich herausfinden.

Sobald ich mich kräftig genug fühle, das Haus zu verlassen, besuche ich den Supermarkt um die Ecke und gehe langsam an den Regalen vorbei. Ich ahne dann schon, was ich vertrage. Es gibt tatsächlich Nahrungsmittel, bei denen sich mir sofort der Magen umdreht, wenn ich sie nur ansehe, und es gibt auch welche, bei denen ich spontan denke: „Ja, das kommt in den Warenkorb, das kann ich bedenkenlos essen." Es ist erstaunlich, dass man intuitiv die richtigen Lebensmittel für sich herausgreifen kann. Ich denke, mit diesem Vermögen sind die meisten Menschen ausgestattet. Manchmal wundert man sich auch über die eigene Auswahl. Es überraschte mich zum Beispiel, dass ich so gern Zitronen- oder Limettensaft trank. Voller Besorgnis hatte ich angenommen, dass die Säure in dem Getränk vielleicht die Magenschleimhaut reizen könnte, bis ich im Internet las, dass Zitronensaft gezielt gegen Übelkeit eingesetzt wird. Ich hatte das nie zuvor gehört, aber mir war einfach danach. Ich glaube, dass man seinem Bauchgefühl da ruhig vertrauen sollte.

Es gibt eine Menge Hausmittelchen, denen man eine beruhigende Wirkung zuspricht und über die gesagt wird, dass sie die Übelkeit dämpfen. Allgemein empfohlen werden beispielsweise Pfefferminz-, Kamillen-, Fenchel-, Anis-, Salbei- oder Ingwertee, Zitronensaft, Salbei- und Ingwerbonbons, Zwieback, Knäckebrot, geriebener Apfel, zerdrückte Banane, Joghurt, Kartoffeln und Karotten.

Der wichtigste Punkt ist, dass man sich wieder ganz langsam an die Nahrungsaufnahme herantastet. Ich empfehle daher dringend, kleine Mengen zu essen und über mehrere Tage eine Schonkost einzuhalten. Wenn man zu früh zu große Mengen verspeist, die zudem vielleicht auch zu viel Fett enthalten oder zu stark gewürzt sind, ist die Gefahr gegeben, dass ein erneuter Anfall dadurch getriggert wird. Ich spreche da aus eigener leidvoller Erfahrung!

Einmal habe ich mir am zweiten Tag nach dem letzten Erbrechen eine Portion Fisch mit Kartoffelbrei und Salat bestellt. Obwohl ich nur die Hälfte gegessen habe, wurde mir anschließend so übel, dass das Erbrechen erneut einsetzte und die ganze Nacht anhielt.

Nachdem ein Brechanfall überstanden ist, muss ich ca. alle zwei Stunden eine Kleinigkeit essen. Meine Mahlzeiten bestehen überwiegend aus kohlenhydratreicher Kost. Ich habe das Gefühl, dass der Magen einerseits immer beschäftigt werden muss, aber andererseits auch auf keinen Fall überfordert werden darf.

Fakt ist, dass viele Migränepatienten davon berichten, dass sie versuchen, gegen die leidige Übelkeit an zu essen. Das klingt seltsam, lässt sich aber ganz gut erklären. Solange man isst, nimmt man die Übelkeit nicht so stark wahr. Außerdem regt die Kaubewegung die Verdauung an und schüttet Enzyme aus, die die Übelkeit abmildern. Da das Gehirn ohnehin regelmäßig eine Energiezufuhr in Form von hochwertigen Kohlenhydraten braucht und der Magen wieder anfangen muss zu arbeiten, ist es völlig in Ordnung, dem Wunsch nach Nahrungsaufnahme nachzugeben, aber wie gesagt, immer in der richtigen Dosierung und mit der entsprechenden Schonkost. Es reicht völlig aus, ein Stück Knäckebrot, eine halbe Pellkartoffel oder ein paar Cracker zu sich zu nehmen. Man sollte sich also keinesfalls an einer Mahlzeit satt essen. Etwa drei Tage nach dem letzten Erbrechen und nach dem langsamen Abklingen der Übelkeit kann man die Nahrungsmenge allmählich wieder steigern. Mit der Zeit lernt man, auf seinen Körper zu hören und ihm das zuzuführen, was er tatsächlich braucht und auch verwerten kann.

Da Erbrechen und Durchfall (Diarrhö) oft gleichzeitig oder kurz hintereinander auftreten, ist es in der Folgezeit besonders wichtig, ausreichende Flüssigkeitsmengen zu trinken. Wenn ich mir nicht sicher bin, ob ich genug Flüssigkeit aufnehmen kann, trinke ich ein Glas Leitungswasser mit einer Elektrolyt-Glucose-Mischung aus der Apotheke. Die ist zwar widerlich süß, aber gleicht die Salzverluste im Körper wieder aus. Manchmal leidet man unmittelbar nach dem Erbrechen aber auch erst mal unter Verstopfung. Das kann sehr unangenehm sein und Schmerzen verursachen. Ich versuche diesem Problem dann mit der Einnahme von hochkonzentriertem Magnesium entgegenzuwirken.

Etwas, das ich jedem Betroffenen empfehlen kann, ist, sich nach der Brech- und/oder Schmerzattacke auf jeden Fall ein paar Tage zu schonen und sich möglichst keinen starken Reizen auszusetzen. Ich habe mal nach dem langsamen Abklingen der ersten Brechattacke eine zweite Attacke provoziert, weil ich am Samstagmorgen zum Bremer Karnevalsumzug gegangen bin. Ich dachte, dass mich der Trubel auf andere Gedanken bringt und mich von der Übelkeit ablenkt. Eine wirklich dumme Idee! Die Geräuschkulisse und die vielen visuellen Reize dort vertrugen sich so gar nicht mit der aktuellen Aufnahmekapazität meines Gehirns. Obwohl ich bei dem Umzug nur eine halbe Stunde zugeschaut habe, hat es ausgereicht, um bei mir den Folgeanfall auszulösen, den ich dann allerdings mit einem Triptan wirksam behandelt habe. Ich bin mir aber sicher, dass ich den Anfall hätte vermeiden können, wenn ich nicht so leichtsinnig gewesen wäre. Mitunter macht es Sinn, Nutzen und Gefahr abzuwägen. Dass man nach einer schweren Attacke besonders empfindlich auf Umwelteinflüsse reagiert, ist nicht verwunderlich.

Zu den schlimmsten unbehandelten Anfällen gehören die, bei denen das Erbrechen auch nach fünfzehn Stunden nicht aufhört. Vierzehn Stunden kann ich immer irgendwie aushalten, zumal ich das als das übliche Zeitintervall akzeptiert habe, in dem das Erbrechen stattfindet. Aber alles, was deutlich darüber hinausgeht, sprengt meine Toleranzgrenze und meine Nerven liegen blank. Es geht mir dann physisch und psychisch so schlecht, dass ich nur noch am Heulen bin und mich nur schwer wieder beruhigen kann.

In meiner Not rief ich einmal nach siebzehn Stunden unaufhörlichen Erbrechens meine Arbeitskollegin Elke an. „Ich weiß nicht mehr, was ich machen soll", schluchzte ich ins Telefon. „Es will einfach nicht aufhören, und ich habe keine Kraft mehr." „Du musst sofort ins Krankenhaus", entgegnete sie. „Nein!", sagte ich kläglich und aus dem Schluchzen wurde ein bitterliches Weinen. „Das will ich nicht." „Und was ist, wenn du kollabierst?", fragte sie mich. Ich schwieg, beharrte jedoch trotzig auf meinem Standpunkt. Aber auch Elke blieb hartnäckig. „Keine Widerrede, du gehst jetzt ins Krankenhaus. Was anderes kommt nicht infrage." „Die machen doch sowieso nichts", heulte ich. „Ich kümmere mich jetzt darum", sagte Elke schließlich. Sie legte einfach den Hörer auf, und ich beugte mich erneut über die Schüssel. Meine Kollegin rief den ärztlichen Notdienst an. Kurze Zeit später meldete sich Elke dann wieder bei mir. „Du musst jetzt in das Krankenhaus gehen, das bei dir um die Ecke ist", sagte sie. „Ich wollte, dass sie dich abholen, aber sie kommen nicht." „Ich will nicht", sagte ich wieder, diesmal noch energieloser. „Marion, du gehst da jetzt hin! Ich übernehme hier jetzt nicht die Verantwortung, wenn dir etwas zustößt." Ich gab mich geschlagen. „Okay, ich mach's", sagte ich kleinlaut, denn ich sah ein, dass ich Elke da in etwas hineingezogen hatte, was ihr selbst auch zusetzte.

Ich kleidete mich an, erbrach ein letztes Mal und machte mich auf den Weg in das Krankenhaus, das nur wenige Gehminuten von meiner Wohnung entfernt liegt. In meiner Hand hielt ich eine Plastiktüte, für den Fall, dass ich unterwegs würde spucken müssen, wovon ich ja ausging. Vor dem Eingang des Krankenhauses stellte ich fest, dass ich meine Versichertenkarte vergessen hatte. Auch das noch! Es half alles nichts. Ich musste umkehren und die Karte holen. Zu Hause angekommen fragte ich mich allerdings, ob es überhaupt noch erforderlich sei, den Notdienst zu bemühen. Ich hatte mich weder auf dem Hinweg noch auf dem Rückweg übergeben müssen. Vielleicht hatte das Erbrechen nun doch ein Ende. Ich machte die Probe aufs Exempel, ging an den Kühlschrank und trank einen Schluck Cola. Zu dem Zeitpunkt wusste ich noch nicht, dass sich Kohlensäure nach dem Erbrechen negativ auswirken kann. Ich konnte die Cola bei mir behalten und war darüber sehr erleichtert. Die Übelkeit blieb zwar in der gleichen Stärke bestehen und mein Zwerchfell tat mir weh, aber ich sah keine Notwendigkeit mehr, das Krankenhaus aufzusuchen. Ich war so erleichtert, die Brechattacke schien endlich vorbei zu sein! Aus Erzählungen von anderen Betroffenen und zum Teil auch aus eigenen Erfahrungen wusste ich, dass die Wartezeit in der ärztlichen Notaufnahme mehrere Stunden betragen kann. Eine endlos erscheinende Wartezeit, die ich mit schwerer Übelkeit und einer starken, bleiernen Müdigkeit hätte im Sitzen zubringen müssen. Die Vorstellung behagte mir nicht. Außerdem wollte ich nicht, dass sie mir dort Triptane verabreichten, denn es war ja gerade Sinn und Zweck der Sache, auf Triptane zu verzichten. Ich wusste schon, warum ich mich so gegen das Krankenhaus gesträubt hatte, als Elke mir dazu riet, mich an den Notdienst zu wenden. Ich legte mich wieder ins Bett. Mit geschlossenen Augen rollte ich mich zusammen wie ein Igel und rührte mich nicht mehr von der Stelle. Die nächsten Stunden dieser Quälerei würde ich auch noch irgendwie hinter mich bringen, schwor ich mir. Ohne Krankenhaus und ohne Medikamente! Elke informierte ich erst davon, dass ich nicht beim ärztlichen Notdienst war, nachdem ich ein paar Salzstangen gegessen hatte und Entwarnung geben konnte. Ich erklärte ihr meine Entscheidung und ich denke, dass sie Verständnis für meine Situation hatte. Dass sie mich in ihrer Hilflosigkeit ins Krankenhaus schicken wollte, verstand ich natürlich auch nur zu gut. An ihrer Stelle hätte ich genauso reagiert. Wenn das Erbrechen in den nächsten Stunden nicht von allein aufgehört hätte, hätte ich mich auf jeden Fall in ärztliche Hände begeben. Man sollte in solch einem kritischen Zustand nicht die Heldin spielen, sondern sich unbedingt professionelle Hilfe suchen. Es empfiehlt sich für solche schweren

Verläufe, dass man Sumatriptan im Fertigpen zu Hause hat, für den Fall, dass man doch behandeln möchte. Dabei handelt es sich um eine Injektionslösung, die man sich aufgrund der einfachen Handhabung selbst verabreichen kann.

Unbehandelte Attacken treten selbst bei mir zeitweilig mit einseitigen Kopfschmerzen und/oder Gesichtsschmerzen auf. Der Kopfschmerz ist bei mir allerdings zum Glück nicht so stark ausgeprägt. Manchmal stelle ich mir vor, wie es wäre, gleichzeitig unter einem starken Migränekopfschmerz und starker Übelkeit zu leiden. Mir tun die Migräniker furchtbar leid, bei denen der Kopfschmerz und die Übelkeit gleichermaßen stark ausgebildet sind und die womöglich zusätzlich noch mit heftigen Aurasymptomen zu kämpfen haben. Wenn die Krankheit dann noch einen chronischen Verlauf nimmt, die Triptane nicht mehr wirken und sich vielleicht noch andere Erkrankungen wie Spannungskopfschmerzen, Clusterkopfschmerz, Fibromyalgie oder Depressionen dazugesellen, ist mein persönliches Horrorszenario komplett erfüllt. Mehr geht nicht. Wenn ich ganz schlecht drauf bin, stelle ich mir immer dieses Szenario vor und fühle mich dann gleich weniger schwer betroffen. Es erinnert mich daran, was Oma Nittel immer sagte: „Schau nicht neidisch zu denen, denen es besser geht als dir, sondern schau auf die, die noch schlechter dran sind."

Vor den Gesichtsschmerzen, die gelegentlich während des unbehandelten Anfalls auftreten, habe ich sehr großen Respekt. Da ich viele Jahre permanent unter diesen Schmerzen gelitten habe, kann ich es gefühlsmäßig kaum ertragen, wenn sie sich wieder bemerkbar machen. Die Erinnerung daran lässt umgehend Panikgefühle entstehen, weil ich Angst davor habe, dass die Gesichtsschmerzen bestehen bleiben könnten. Wenn sie länger als ein bis zwei Stunden anhalten, greife ich zum Triptan. Dann verschwindet der Schmerz in der Regel in weniger als einer Stunde. Für mich ist das ein sicheres Zeichen dafür, dass der Gesichtsschmerz bei mir auch zu meinem Krankheitsbild gehört. Leider ist keiner meiner Ärzte jemals auf die Idee gekommen, den atypischen Gesichtsschmerz mit Triptanen zu behandeln. Einen Versuch wäre es wert gewesen. Ich darf nicht darüber nachdenken, dass die Triptane möglicherweise in der Lage gewesen wären, meine Schmerzen zeitweilig abzustellen oder zumindest zu lindern. Dass dieser Versuch nie unternommen wurde und ich etliche Jahre meines Lebens – insgesamt sieben – mit permanenten Schmerzen verbringen musste, ist echt bitter. Vor allen Dingen in Anbetracht der Tatsache, dass Migräniker bekanntermaßen häufiger an einer Störung (Myoartropathie) in der Kaumuskulatur und in den Kiefergelenken bzw. an atypischem Gesichtsschmerz erkranken als andere Personen.

Den bisher furchtbarsten Anfall erlebte ich im Frühjahr 2018. Er begann wie üblich mit einem ca. vierzehnstündigen Dauererbrechen, quälte mich dann aber über weitere 48 Stunden mit schwerer Übelkeit, und zwar auf einer Skala von 1 bis 10 durchgängig in Stärke 10. Das heißt, egal was ich machte, die Übelkeit variierte in keiner Weise und ließ sich durch nichts beeindrucken. Ich nenne das eine ‚trockene Übelkeit'. Sie beschreibt einen Zustand, in dem ich nicht mehr erbrechen kann, aber bei dem mir so schlecht ist, dass ich aus dem Fenster springen könnte. Die Zeit vergeht nicht, und ich werfe mich unruhig im Bett hin und her und wimmere leise vor mich hin. Irgendwann kann ich nicht mehr liegen. Dann stehe ich auf, renne planlos in der Wohnung umher und lege mich wieder hin. Ich heule, bete und fluche! Ich blicke gefühlte hundert Mal auf die Uhr, bis die quälende Übelkeit nach mehreren Tagen und schlaflosen Nächten endlich nachlässt. Aber auch dieser Übergang vollzieht sich so schleppend langsam, dass das Nachlassen der Übelkeit zunächst kaum wahrnehmbar ist.

Meinen längsten unbehandelten Anfall hatte ich während einer von meinem Neurologen verordneten Medikamentenpause im August 2018: viertägiges Erbrechen in mehreren Phasen mit einer im Anschluss folgenden viertägigen Rückbildungsphase!

Es waren unbehandelte, schwere Brechattacken wie diese, die mir demonstrierten, wie schlecht es mir ging, wenn ich keine Medikamente nahm. Ohne meine Triptane werde ich binnen weniger Stunden zum Pflegefall. Die Migräne für sich genommen ist nicht lebensbedrohlich, aber manche Attacken fühlen sich zeitweilig so an wie ein Dahinsiechen. Wie ein schleichender, langsamer Todeskampf. Sie kosten einfach unglaublich viel Energie und gehen an die letzten Kraftreserven.

Es können allerdings auch lebensbedrohliche Situationen entstehen. Wenn der Blutdruck zu stark absackt, können die Gegenregulationen im Herz-Kreislauf-System versagen. Ein starker Durchblutungsmangel im Gehirn kann zur Bewusstlosigkeit führen. Durch das lange Liegen besteht ein Thromboserisiko. Durch die Dehydrierung kommt es zu einer Austrocknung des Körpers aufgrund des großen Flüssigkeitsverlustes.

Auch das kann zu Schwindel und schlimmstenfalls zu Bewusstlosigkeit führen. Dazu kommt noch, dass das Risiko, einen Herzinfarkt oder Schlaganfall zu erleiden, bei Migränikern beinahe doppelt so hoch ist wie bei Nichtbetroffenen.

Ich möchte bestimmt niemandem Angst einjagen oder gar Panik verbreiten. Aber man sollte sich bewusst darüber sein, dass ein schwerer Migräneanfall mit starkem Erbrechen oder langanhaltender, starker Aura ernsthafte Folgen haben kann. Man stelle sich beispielsweise vor, dass man eine starke Aura beim Autofahren entwickelt und nicht mehr in der Lage ist, angemessen auf den Straßenverkehr zu reagieren ... Daher ist es wichtig, sich ganz genau zu beobachten und auf beunruhigende Anzeichen unmittelbar zu reagieren und sich buchstäblich aus dem Verkehr zu ziehen.

Ich habe manche zunächst unbehandelten Anfälle letztendlich mit einem Triptan beendet, weil die Auswirkungen nicht länger tragbar waren und mir Angst gemacht haben. Hätte das nicht ausgereicht, wäre mir auch nur der Gang in die Klinik geblieben.

Wenn sich die Wirkdauer des Triptans deutlich verkürzt, das Medikament die Symptome nicht mehr so effektiv abschwächen kann oder sogar ganz versagt, ist anzunehmen, dass man sich bereits längere Zeit im Medikamentenübergebrauch befindet, sehr wahrscheinlich sogar in einem ‚Status migraenosus'. So nennt man eine Attacke, die trotz Behandlung länger als 72 Stunden andauert und scheinbar nicht enden will. In solch einem Fall ist es sinnvoll, ärztlichen Rat einzuholen, um den ‚Status' zu unterbrechen. Dies kann mithilfe einer ärztlich überwachten Medikamentenpause erfolgen.

Gegebenenfalls wird sie durch Kortison und/oder mit Schmerz distanzierenden Medikamenten unterstützt. Fragen dazu müssen im ärztlichen Beratungsgespräch abgeklärt werden.

Nicht jede Medikamentenpause ist freiwillig und planbar. Das bedeutet, dass es immer mal wieder vorkommen kann, dass die Akutmedikamente unwirksam sind und die Symptome der Migräneattacke gezwungenermaßen ausgehalten werden müssen.

Wenn das erste Triptan komplett versagt, macht es wenig Sinn, ein weiteres einzunehmen. Dann heißt es nur noch: Augen zu und durch!

9. Geh doch mal zu einem Schmerzspezialisten

Natürlich blieb meiner Umgebung nicht verborgen, dass es mir mit der Zeit immer schlechter ging, und viele machten sich ernsthaft Sorgen um mich. Eine Kollegin empfahl mir einen Schmerzspezialisten mit sehr gutem Ruf, der in einem Bremer Krankenhaus praktizierte. Eigentlich bin ich doch bereits bei einem Kopfschmerzspezialisten, dachte ich noch, während ich in dem Krankenhaus anrief, um einen Termin bei dem Experten zu vereinbaren. Andererseits ist es ja nicht verkehrt, mal eine zweite Meinung einzuholen, sagte ich zu mir selbst, um die Beratung zu rechtfertigen. Einige Wochen später durfte ich mich bei dem Arzt vorstellen. Ich schilderte ihm meinen Fall, und er fragte mich, bei welchem Neurologen ich denn in Behandlung sei. Als er den Namen erfuhr, sagte er: „Na, da sind Sie doch in den besten Händen. Was wollen Sie jetzt von mir hören?" Ich druckste herum, nuschelte etwas von ‚Zweitmeinung' und sprach von der Hoffnung, dass ich vielleicht von ihm noch etwas erfahren könne, was neu für mich sei. Da legte er los: „Ich kann Ihnen nichts erzählen, was Sie nicht längst schon wissen. Es wird bereits alles getan, was möglich ist. Ihr Neurologe ist ein sehr erfahrener und angesehener Facharzt und wird Sie sicher gut beraten." Er hielt kurz inne und fuhr dann fort: „Wissen Sie, es gibt viele Migränepatienten, die hier bei mir vorstellig werden und, um ehrlich zu sein, ich bin froh, wenn ich nicht viel mit ihnen zu tun habe. Die wissen alles besser und sind nicht gerade die beliebtesten Patienten, die sich ein Arzt wünschen kann. Die meisten von ihnen haben bereits alle Möglichkeiten ausgeschöpft, um die Migräne zu behandeln. Aber Migräne ist nun mal nach heutigem Wissensstand unheilbar. Was soll ich da jetzt ausrichten?" Ich schluckte, kämpfte mit Tränen und kam mir unheimlich blöd vor. Zum einen ärgerte ich mich über mich selbst, dass ich diesen Termin, allen Zweifeln zum Trotz, vereinbart hatte, und zum anderen traf mich seine kleine Standpauke wirklich bis ins Mark. Was die Unheilbarkeit der Migräne betraf, hatte er ja recht. Aber ich fand seine Aussagen niederschmetternd. Als ‚Schmerzspezialist' sollte er sich doch wohl etwas mehr in die Situation seiner Patienten hineinversetzen können. Die Unverblümtheit, mit der er zugab, Migräniker nicht gern in seiner Praxis zu haben, „weil die alles besser wissen", machte mich fassungslos. Selbstbewusste, informierte Menschen schätzte er anscheinend nicht. Unsichere Patienten, die ihn um Hilfe ersuchten, anscheinend noch weniger. Wieso sollte denn dann überhaupt jemand zu ihm in die Sprechstunde kommen? Ach ja, Migränepatienten am besten überhaupt nicht, ich vergaß. Wenn ich diese Szene nicht selbst erlebt hätte, hätte ich mir fast nicht vorstellen können, dass ein Facharzt die Unverfrorenheit besitzt, allen Ernstes solch eine unangemessene Äußerung von sich zu geben. Die Schmerztherapie ist doch die richtige Anlaufstelle für Schmerzpatienten, und Migräne ist nachweislich eine der gelisteten Krankheiten, die Menschen im Alltag am stärksten behindert. Lernt man in der Schmerztherapie-Ausbildung nichts über positive Verstärkung und die Kraft der Gedanken? Medizinische Versorgung allein reicht nicht aus. Wir brauchen auch menschlichen Beistand. Ärzte dürfen ihre Patienten doch nicht demoralisieren, sondern sollten sich ihnen freundlich zuwenden und ihnen Mut zusprechen. Dass Fachleute mit so wenig Einfühlungsvermögen eine ärztliche Praxis betreiben, ist traurig. Es versteht sich wohl von selbst, dass dieser unsensible Arzt mich kein zweites Mal sah. Ich war bedient und schwor mir in dem Moment, nie wieder irgendeiner verlockenden Empfehlung nachzugehen. Allerdings hielt dieser gute Vorsatz nicht lange an. Es strömten zu viele Informationen auf mich ein. Alle möglichen Leute kamen mit gutgemeinten Ratschlägen auf mich zu, und einige ließen nicht locker, bis ich ihnen versprach, mich mit dieser oder jener Behandlungsmethode auseinanderzusetzen. Die meisten Vorschläge entsprachen nicht der medizinischen Leitlinie, was mich zu meinem nächsten Thema führt ...

10. Ergänzende Behandlungsmethoden

Ursprünglich wollte ich gar nicht so viele Worte über die unzähligen ergänzenden Heilmethoden verlieren. Aber da sich so viele Migränepatienten etwas davon versprechen und immerhin fast ein Drittel für den Placebo-Effekt empfänglich ist, muss ich das thematisieren.

Für die meisten Betroffenen ist es ein kleiner Schock, wenn sie erfahren, dass die Migräne derzeit als unheilbar gilt und einen unter Umständen lebenslang begleitet. Damit möchte man sich nicht abfinden, und viele Patienten versuchen auf eigene Faust, eine Behandlungsmöglichkeit zu finden, die ihre vorherige Gesundheit wiederherstellt. Dieser Wunsch ist nur allzu verständlich. Man kann niemandem einen Vorwurf daraus machen, wenn er nach Alternativen zur wissenschaftlichen Medizin sucht. Mir selbst ging es auch nicht anders. Ich wollte einfach, dass diese Quälerei aufhört. Egal wie! Die Vorstellung, dass man die Migräne nicht heilen kann, ist anfänglich nur schwer zu ertragen. Da muss es doch irgendwo eine Lücke im System geben, die der etablierten Medizin womöglich entgangen ist ...

Aber die Sache ist viel komplizierter, als man denkt, denn man steckt quasi in der Zwickmühle. Einerseits bekommt man immer wieder gesagt, dass die Migräne eine angeborene neurologische Reizverarbeitungsstörung ist, mit der man leben muss, andererseits ist der innere Leidensdruck so stark, dass man sich damit nicht zufriedengeben will. Verstand versus Gefühl!

Obwohl man selbst irgendwann etwas genervt von den Leuten ist, die einen mit klugen Ratschlägen bombardieren und mit Kontaktadressen von ‚Wunderheilmethoden' überschütten, ist man selbst zeitweilig auch nicht dagegen gefeit, jeder noch so unsinnigen Idee hinterherzujagen. Als könnte man die Migräne in die Flucht schlagen, wenn man sie mit allen Mitteln bekämpft.

Zu Beginn der medikamentösen Attackentherapie ist das oft noch kein Thema. Da ist man mit Triptanen und Co. bestens bedient. Problematisch wird es erst, wenn die Migräne sich häuft, man die 10/20-Regel nicht mehr konsequent einhalten kann und die Migräne einen chronischen Verlauf nimmt. Zumindest war es bei mir so. Ich bahnte mir meinen Weg durch den unübersichtlichen Behandlungsdschungel und arbeitete die fachärztlichen und alternativen Hilfsangebote nach und nach ab. Wenn die Verzweiflung groß genug ist, probiert man alles aus und rennt von Pontius zu Pilatus. Ich habe zu der Zeit meiner chronischen Gesichtsschmerzen auch nichts unversucht gelassen, um Heilung oder zumindest Linderung zu erfahren und bin auf so einige Scharlatane hereingefallen. Diese Erfahrung hat mich aber nicht davon abgehalten, dass ich wegen meiner Migräne auch immer mal wieder alternative Behandlungswege gesucht habe. Die Hoffnung stirbt zuletzt! Im Endeffekt war alles für die Katz. Statt der Migräne bin ich eine Stange Geld losgeworden. Ich hätte von dem Geld lieber einen Wellness-Urlaub finanzieren oder mir ein E-Bike kaufen sollen, davon hätte ich mit Sicherheit mehr gehabt. Aber diese Einsicht muss erst einmal reifen.

Es ist wichtig, sich immer wieder vor Augen zu führen, dass die Migräne keine sekundäre Erkrankung darstellt, was bedeutet, dass sie nicht das Symptom einer anderen Erkrankung ist, sondern die Krankheit selbst! Es nützt daher meist wenig, sich in orthopädische, zahnärztliche, osteopathische oder physiotherapeutische Behandlung zu begeben, in der Erwartung, die Migräne dadurch loszuwerden. Nochmal in aller Klarheit: Betroffene spüren die Auswirkungen der Migräne im Regelfall im ganzen Körper, aber Migräne entsteht definitiv im Gehirn. Das ist eine Tatsache, um die wir nicht herumkommen. Aber zumeist ist es ein langer, schmerzhafter Weg bis hin zur Akzeptanz. Und dieser Weg führt leider oftmals auf Irrwege, in die Praxis derer, die mit der Hoffnung ihrer Patienten viel Geld verdienen.

Es sind immer die Heilpraktiker, die selbsternannten ‚Heiler' und die Alternativmediziner (z. B. Anthroposophen), die Heilsversprechen machen oder zumindest in Aussicht stellen, dass ‚definitiv' eine ganz gravierende Verbesserung eintreten wird, wenn man sich auf ihre Behandlung XY einlässt. Von Neurologen habe ich noch nie gehört, dass Migräne heilbar ist, und warum nicht? Aus dem einfachen Grund, weil sie derzeit nicht heilbar ist. Das heißt nicht, dass man sie zwangsläufig ein Leben lang behält. Es bedeutet nur, dass es zurzeit noch kein Heilverfahren gibt, wodurch man die Migräne so erfolgreich therapieren könnte, dass sie ein für alle Mal ausbleibt.

Wieso Pseudomediziner so optimistisch und siegessicher auftreten, ist im Grunde leicht zu durchschauen: Da sie in der Regel saftige Privatrechnungen ausstellen, muss man schon lohnenswerte Versprechungen machen, damit sich jemand auf eine kostspielige ‚Migränebehandlung' einlässt. Während die Aussagen kompetenter Neurologen nüchtern, ungeschönt, transparent und realistisch sind, behaupten Pseudomediziner, dass sie die Anfälle deutlich verringern oder sogar zum Stillstand bringen können. Halleluja, wer hört das nicht gern?

Ich bitte darum, das nicht falsch zu verstehen: Es liegt mir fern, Betroffene zu demotivieren oder mich gar darüber lustig machen, weil sie in ihrer Not nach jedem Strohhalm greifen und sich von dem Geschwurbel der Pseudomediziner beeindrucken lassen. Das ist nachvollziehbar. Mir ist auch klar, dass es sehr engagierte Heilpraktiker gibt, die alles daransetzen, zu helfen und von ihren Therapieverfahren total überzeugt sind. Eine wohlmeinende Überzeugung kann die Behandlung tatsächlich positiv beeinflussen, aber macht sie auch nicht zwangsläufig wirksamer. Heilpraktiker und Homöopathen werben mit der Aussage ‚Wer heilt, hat recht!' und wollen ihren Patienten damit Vertrauen einflößen. Aber das ist eine reine Plattitüde. Wenn sich der Gesundheitszustand der Patienten verbessert, erlaubt das nicht automatisch die Schlussfolgerung, dass ein angewendetes Verfahren der Pseudomedizin die entscheidende Wirkung erzielt hat. Es gibt mehrere Faktoren und Bedingungen, die eine Rolle dabei spielen, warum sich Patienten im Anschluss an die Behandlung besser fühlen. Gerade in Bezug auf Migräne möchte ich starke Zweifel anmelden, dass die angewendeten Methoden der Pseudomedizin tatsächlich zum Erfolg führen. Wenn doch, ist es weniger das Verfahren an sich, das eine wesentliche Verbesserung herbeiführt, sondern der Placebo-Effekt. Die eigene Erwartungshaltung, die Kraft der Gedanken und damit verbunden die Aktivierung der Selbstheilungskräfte. (Dazu in einem späteren Kapitel mehr.) Wenn eine Methode über den Placebo-Effekt wirkt, hat man mit etwas Glück vielleicht eine ganze Weile Ruhe. Das kann man durchaus als Erfolg werten. Es stellt sich nur die Frage, wie lange dieses Phänomen anhält. Die Enttäuschung, wenn die Migräne unvermindert zurückkehrt, ist vermutlich sehr groß. Vor dieser Enttäuschung möchte ich warnen, denn sie kann den Betroffenen den Boden unter den Füßen wegziehen. Ganz davon abgesehen, dass man vielleicht enorm viel Aufwand für einen Hoffnungsschimmer betrieben hat, der nur eine ganz kurze Zeit auflodert und schließlich wieder verglüht.

Einige Migränepatienten sind davon überzeugt, dass eine bestimmte Alternativmethode sehr hilfreich war. Sie geben an, nach einer gewissen Behandlung deutlich weniger Migräneanfälle gehabt zu haben, sei es durch Homöopathie, Reiki, Migräne-Piercing oder andere pseudomedizinische Verfahren. Bei jeder ‚Erfolgsgeschichte' sollte aber berücksichtigt werden, dass die Migräne sich immer mal wieder im Leben verändert und tatsächlich phasenweise oder dauerhaft ausbleiben kann, so wie beispielsweise bei meiner Tante Ursel. Aber diese Dinge können sich gänzlich ohne Fremdeinwirkung einstellen. Wäre meine Tante nach der Geburt meiner Cousine zu einem Guru nach Indien geflogen, der ihr die Hand auf die Stirn gelegt und eine Beschwörungsformel gesprochen hätte, dann wäre meine Tante vermutlich auch überzeugt davon gewesen, dass sie dadurch geheilt wurde. Und wer könnte es ihr verdenken? Man überlegt fieberhaft, was zu dem Zeitpunkt der gesundheitlichen Verbesserung im Leben vorgefallen ist und setzt es in Bezug dazu. Ich gehe davon aus, dass die Migräne meiner Tante sehr stark hormonell getriggert wurde und sich nach der Geburt ihrer Tochter vielleicht ihr Hormonhaushalt umgestellt hat. Sie gehört zu den Glücklichen, bei der die Migräne beinahe über Nacht verschwunden ist. Wunder gibt es immer wieder, und das ist ein Segen. Aber man sollte sich nicht zu sehr darauf versteifen, dass einem ebenfalls ein solches Wunder widerfährt.

Es freut mich natürlich für alle Patienten, die überzeugt davon sind, dass eine ergänzende Methode zur wissenschaftlichen Medizin ihre Migräne erfolgreich in Schach hält. Da ich aber von einer Placebowirkung ausgehe und nicht mehr als 30 Prozent der Migräniker auf Placebos anspringen, dürften die ‚Erfolge' sich in Grenzen halten.

Bevor ich im Hinblick auf einzelne ergänzende Behandlungsmethoden klare Position beziehe, möchte ich an dieser Stelle aber noch auf die wesentlichen Unterschiede zwischen der wissenschaftlichen Medizin und der Komplementärmedizin eingehen.

Die moderne, wissenschaftliche Medizin, so wie sie gegenwärtig praktiziert wird, wird mittels wissenschaftlicher Untersuchungsmethoden auf Fakten und Beweisen aufgebaut. Daher wird sie auch evidenzbasierte Medizin genannt. Man erhält objektive, messbare Daten, die fortlaufend aktualisiert werden und sich auf empirische Belege stützen. Die wissenschaftliche Medizin kann als ein fortschrittlicher Zweig der Naturwissenschaften aufgefasst werden und entwickelt sich permanent weiter. Sie richtet sich in der Regel sehr gezielt an die konkreten Krankheitsursachen, behandelt die Symptome einer Erkrankung und stellt die Einzelfunktionen des Körpers in den Vordergrund. Die wissenschaftliche Medizin kann, verglichen mit ergänzenden Heilmethoden, verhältnismäßig schnell wirken und überprüfbare Erfolge erzielen. Sie verfügt über eine fortschrittliche Gerätemedizin, gute diagnostische Möglichkeiten, eine umfangreiche Pharmakologie und kann lebensrettende chirurgische Eingriffe vornehmen. Die medizinischen Qualitätsstandards sind sehr hoch.

Wenn man der wissenschaftlichen Medizin etwas vorwerfen kann, dann ist es wohl der Umstand, dass viele Mediziner leider vergessen haben, Körper, Geist und Seele als eine vollständige, lebendige Einheit zu betrachten. Die moderne Medizin hat theoretisch zwar erkannt, dass psychologische, soziale, philosophische, soziologische und kulturelle Aspekte in die medizinische Behandlung miteinbezogen werden sollten. Inwieweit dieses Wissen in der gängigen Praxis auch Anwendung findet, ist allerdings fraglich. Man sollte an dieser Stelle vielleicht nicht unerwähnt lassen, dass ein gewöhnliches Beratungsgespräch mit Kassenpatienten kaum länger als sechs Minuten dauert. Alles, was darüber hinaus geht, rechnet sich nicht. Zeit ist Geld und Mangelware! Mit ganz viel Glück gerät man an Ärzte, die in ihrem Beruf eine Berufung sehen und nicht stramm auf die Uhr gucken. Mit Pech halten sie sich aber auch akribisch an die Abrechnungstabelle. Der Zeitmangel, der in medizinischen Praxen herrscht, ist ein echtes Problem, vor allen Dingen, wenn man bedenkt, wie wichtig eine umfassende, einfühlsame Beratung für den Behandlungserfolg sein kann. Dieses Manko hat sicherlich dazu beigetragen, dass sich viele Patienten von der wissenschaftlichen Medizin nicht in ihrer Gesamtheit und Individualität wahrgenommen fühlen und aufgrund dessen sehr enttäuscht sind. Es ist leider auch so, dass viele Mediziner zu schnell Medikamente wie Antibiotika verschreiben oder Operationen empfehlen, die nicht zwingend notwendig sind. Die Medien berichten ausführlich darüber, und das führt zu starken Verunsicherungen.

Aus diesem Grund wenden sich viele Patienten von der wissenschaftlichen Medizin ab und begeben sich in die Hände derer, die ihnen ein ganzheitlich empfundenes medizinisches Konzept anbieten und versuchen, auf sanfte Weise zu heilen. Sie wenden sich an Therapeuten, die sich mehr Zeit nehmen, mehr Mitgefühl zeigen, Rituale verordnen, ihr Selbstvertrauen stärken und ihnen Trost spenden. Das klingt erst mal vielversprechend. Aber sind sie dort wirklich besser aufgehoben?

Die Komplementärmedizin/Pseudomedizin setzt nach eigenen Aussagen auf ganzheitliches Wohlbefinden. Die Pseudomediziner schauen sich den Allgemeinzustand der Patienten an. Die körperliche Konstitution und die geistige und psychische Verfassung werden als Gesamtsystem begriffen. Um den Körper weniger angreifbar für Krankheiten zu machen, wird versucht, den Menschen in eine innere Balance zu bringen. Die Behandlung erfolgt dementsprechend auch ganzheitlich und wird bei allen Patienten individuell angepasst. Man setzt auf die Aktivierung der Selbstheilungskräfte und versucht, mit sanften Heilweisen ohne starke Nebenwirkungen die inneren Blockaden zu lösen. Bei der Versorgung der Patienten werden ihr Selbstbild, die kulturelle Zugehörigkeit, das soziale

Milieu, Umwelteinflüsse, soziale Beziehungen und die berufliche Situation in die Behandlung miteinbezogen. Das klingt fantastisch! Aber ist dieses theoretische Konzept auch wirklich praktisch zu leisten, oder präziser ausgedrückt: Ist es erfolgreich?

Ein weiteres Problem: Viele Heilkundige stützen sich auf die Traditionelle Chinesische Medizin (TCM). Diese ist sehr stark in ihrer traditionellen Kultur verwurzelt. Die Meridiane (Leitbahnen) der Akupunktur beispielsweise sind eine Vorstellung, die bereits vor Jahrtausenden von Menschen entwickelt wurde, denen ein exaktes Wissen von Anatomie und Physiologie fehlte. Es besteht kein Zweifel darüber, dass der östlichen Medizin ein altertümliches und fehlerhaftes Bild zugrunde liegt. Um es auf den Punkt zu bringen: Die Meridiane sind nicht nachweisbar! Außerdem belegen unzählige Studien, dass man mit einer Scheinakupunktur genauso gute Resultate erzielen kann wie mit einer ‚korrekt' angewendeten Akupunkturbehandlung. Es ist zudem schwer festzustellen, wie genau die TCM wirkt. Außerdem gibt es keine Standards, die die Qualität der Behandlung garantieren.

Was mich betrifft, flößen mir messbare Daten und überprüfbare Ergebnisse grundsätzlich mehr Vertrauen ein. Ich lasse mich gern von Resultaten überzeugen. Es steht außer Frage, dass alle schweren Erkrankungen primär medizinisch versorgt werden sollten, besonders dann, wenn es um Leben und Tod geht! Es entsetzt mich, wenn ich höre, dass Eltern für ihre Kinder lebensrettende Maßnahmen ablehnen und stattdessen alternative Behandlungen von Nichtmedizinern in Anspruch nehmen wollen. Es gibt Krankheitszustände, die keine Alternative zulassen und ein schnelles medizinisches Eingreifen notwendig machen. Ich kann nicht nachvollziehen, wie man besonders in solchen Notfällen der etablierten Medizin gegenüber so skeptisch sein kann und stattdessen Menschen blind vertraut, die über kein medizinisches Fachwissen verfügen und deren Behandlungsmethoden keiner wissenschaftlichen Überprüfung standhalten würden. Ich vermute aber, dass diesen Patienten überhaupt nicht bewusst ist, dass es in der alternativen Heilkunde nicht um fundiertes medizinisches Wissen geht, sondern – wenn überhaupt – um Suggestion.

Auch wenn Migräne für sich genommen zunächst einmal nicht lebensbedrohlich ist, stellt sie für mich dennoch eine schwere Erkrankung dar. Und ein Triptan ist nun einmal das einzige Akutmedikament, das mich sicher vor den Auswirkungen eines schweren Migräneanfalls bewahrt. Mir ist natürlich auch bewusst, dass jedes Schmerzmedikament Nebenwirkungen hat und einen Schmerzkreislauf in Gang setzen kann. Aber unterm Strich bin ich unglaublich froh und dankbar, dass die wissenschaftliche Medizin mir ein Konzept anbietet, das den Verlauf der Migräne maßgeblich beeinflusst und um ein Vielfaches erträglicher macht. So sehr ich auch die ganzheitliche Sicht auf den Menschen favorisiere und so positiv und weise sich das in der Theorie auch alles anhört ... Was nützt es mir, wenn die gut klingenden Erklärungen und Praktiken der Komplementärmedizin nicht zu einer Verbesserung meiner Beschwerden und meiner Lebensqualität führen?

Bei Unpässlichkeiten, Allergien und bestimmten funktionellen Störungen kann eine unterstützende unkonventionelle Heilmethode durchaus sinnvoll sein. Auch bei chronischen Erkrankungen, bei denen die wissenschaftliche Medizin allein nicht die gewünschten Resultate erzielt, mag es Sinn machen, alternative Behandlungskonzepte zu erwägen. Aber so wie ich das sehe, auch nur bei einer eindeutigen Indikation, dem nötigen Erfahrungsschatz der Therapeuten und dem wissenschaftlichen Nachweis über die Wirksamkeit der angestrebten Behandlungsmethode. Doch selbst, wenn man all das berücksichtigt, ist es unwahrscheinlich, dass eine unkonventionelle Heilmethode auch bei Migräne Erfolg verspricht.

Homöopathen und Heilpraktiker sind in der Regel überzeugt davon, dass sie den Patienten eine gut funktionierende Lösung für ihr Problem anbieten können und treten sehr souverän und fachkundig auf. Es werden dadurch hohe Erwartungen geweckt. Gerade Heilpraktiker neigen dazu, ihren Kompetenzbereich zu überschätzen. Doch aufgrund der guten Betreuung mit viel Wärme und Verständnis wird ihr Mangel an Wissen und Erfahrung von ihren Patienten oft nicht wahrgenommen.

Ich werde im Folgenden nun einige ergänzende Heilmethoden, die meines Erachtens von Migränikern bevorzugt werden, vorstellen und kommentieren.

Heilpraktiker

Der Tätigkeitsbereich der Heilpraktiker ist im Heilpraktikergesetz festgehalten. Im Gegensatz zur wissenschaftlichen Medizin werden ausschließlich alternative Heilkundeverfahren eingesetzt. Dazu zählen Naturheilkunde, Volksheilkunde und Alternativmedizin. Die

Berufsbezeichnung ist in Deutschland geschützt, und der Beruf darf nur mit staatlicher Erlaubnis ausgeübt werden. Die erforderliche theoretische und mündliche Prüfung wird vom Gesundheitsamt abgenommen. Es werden Grundkenntnisse der Anatomie, der Hygiene und der Infektionskrankheiten abgefragt. In der Praxis sind die Heilpraktiker dann auf sich allein gestellt. Es gibt keine praktische Ausbildung. Au weia! Wenn ein Pilot lediglich eine Theorieprüfung abgelegt hätte und auf die Idee käme, am nächsten Tag ein vollbesetztes Flugzeug zu steuern, würden gewiss alle Insassen entsetzt aufschreien. Wenn Heilpraktiker ohne Praxiserfahrung auf Patienten losgelassen werden, wird das so hingenommen. Wie sie ihre theoretisch erworbenen Kenntnisse in die Praxis umsetzen, bleibt ihnen überlassen. Vertrauenerweckend ist das nicht!

Ich möchte behaupten, dass die meisten Heilpraktiker nicht einmal über Migräne-Basiswissen verfügen. Persönlich kenne ich auch keinen Menschen, der von der Migräne ‚geheilt' wurde, obwohl auf der Homepage mancher ‚Heilkundigen' schon mal gern damit geprahlt wird. Dass Heilpraktiker sich häufig auf die Homöopathie versteifen, macht die Sache nicht besser.

Homöopathie

Die Homöopathie ist eine alternative Behandlungsmethode, bei der stark verdünnte Substanzen (Potenzen) verabreicht werden. Sie beruht auf den ab 1796 veröffentlichen Vorstellungen des deutschen Arztes Samuel Hahnemann, der die Ansicht vertrat, man müsse ‚Ähnliches mit Ähnlichem' behandeln. Die verdünnten Mittel sollen leichte Krankheitssymptome auslösen, die

Ähnlichkeiten mit der zugrunde liegenden Krankheit aufweisen und die Selbstheilungskräfte anregen sollen. Homöopathische Mittel werden als Tropfen, Tabletten, Kügelchen (Globuli), Salben oder Mittel zum Spritzen verabreicht. Ein wissenschaftlich anerkannter Nachweis über die pharmakologische Wirksamkeit fehlt bis heute.

Kein Wunder! Die ursprüngliche Substanz wird so stark verdünnt, dass kein Wirkstoff mehr nachgewiesen werden kann. Was sagt uns das? Das sagt uns, wo nichts drin ist, kann sich auch keine Wirkung entfalten. Ganz klare Sache! Angeblich erinnert sich das Wasser an den Wirkstoff ... Wie das funktionieren soll, erschließt sich mir in keiner Weise. Was Homöopathen allerdings in der Regel sehr gut beherrschen, ist, ihre Zielgruppe für sich und die ‚Lehre' oder vielmehr ihr ‚leeres' Produkt zu begeistern. Sie wirken sehr überzeugend und schwören auf ihre Zuckerpillen. Homöopathen nehmen sich viel Zeit, erweisen sich als gute Zuhörer und zeigen Mitgefühl. Das wirkt auf jeden Fall, zumindest psychologisch!

Ich muss allerdings zugeben, dass ich für diesen Unsinn in der Vergangenheit auch sehr viel Geld ausgegeben habe. Aber zu meiner Verteidigung sei gesagt, dass ich verzweifelt war und damals kaum etwas über die Homöopathie wusste. Die Idee, den Körper mit stark verdünnten Substanzen zur Selbstheilung anzuregen, erschien mir im ersten Moment ganz plausibel. Außerdem vertraute ich der ‚Expertenmeinung' meines homöopathischen Arztes. Bei meiner Zahnbehandlung in Bad Pyrmont vor zwanzig Jahren musste ich mein Einverständnis geben, mich homöopathisch behandeln zu lassen, um überhaupt einen OP-Termin zu bekommen. (Das hätte mich eigentlich stutzig machen müssen.) Die Rechnung für die homöopathischen Mittel belief sich alles in allem auf mehr als 800 DM. Ganz schön happig für 0 Wirkung!

Letztlich muss jeder Mensch selbst entscheiden, wofür er sein Geld ausgibt. Ich halte die Homöopathie jedenfalls für absolut wirkungslos.

Akupunktur

Akupunktur ist eine jahrtausendealte traditionelle chinesische Behandlungsform. Es wird davon ausgegangen, dass bei kranken Menschen die Lebensenergie (das Qi) gestört ist und nicht mehr richtig fließen kann. Mithilfe der Akupunktur sollen Blockaden des Lebensenergie-Flusses beseitigt werden. Bei der Behandlung werden die entsprechenden Akupunkturpunkte entlang der Meridiane (Leitbahnen) genadelt. Durch den Reiz der Nadeln soll das Qi aktiviert werden und das Organ, das mit dem Akupunkturpunkt in Verbindung steht, zur Selbstheilung anregen.

Wenn man unter Migräne leidet, ist es fast unvermeidlich, dass man früher oder später den Weg zur Akupunktur findet. Man trifft immer wieder auf Menschen, die einem diese Behandlung empfehlen. Ich kenne aber keine Person, die unter Migräne leidet und nach der Akupunktur eine nachhaltige Verbesserung erzielt hätte. Was mich angeht, habe ich im Laufe der Zeit drei verschiedene Therapeuten aufgesucht. In der Regel hatte ich direkt im Anschluss an die Behandlung einen heftigen Migräneanfall. Die Akupunktur hat den Anfall nicht verhindert, sondern getriggert. Mein Fazit:

Akupunktur ist meiner Erfahrung nach bei Migräne eher nicht hilfreich, lindert aber nachweislich bei verschiedenen anderen Schmerzzuständen. Ob dabei die Akupunkturpunkte getroffen werden oder man danebensticht, spielt dabei nachweislich keine entscheidende Rolle.

Traditionelle Chinesische Medizin (TCM)

Die TCM legt den Schwerpunkt zunächst einmal auf Prävention und Vermeidung von Krankheiten. Ein Grundgedanke der TCM ist es, alle Körperregionen in einer Einheit zu betrachten und nicht nur organbezogen zu behandeln. Im Falle einer Erkrankung soll ein möglicher Energiestau aufgelöst werden und die Lebensenergie (Qi) wieder zum Fließen gebracht werden. Die Diagnosemethoden bestehen gewöhnlich aus der Beurteilung von Gesichtsfarbe, Zunge, Gesichtsausdruck, Verhalten, Bewegung etc. Des Weiteren kommen das Abhorchen und Beriechen zum Einsatz. Schließlich das Fühlen des Pulses und das Abtasten der inneren Organe und natürlich eine ausführliche Befragung. Die Therapie besteht aus fünf Behandlungsebenen: Akupunktur, Bewegungslehre (Tai-Chi und Qigong), Ernährung, Kräuterheilkunde und Massagetechnik.

Bei der Auswahl der Therapeuten muss man genau hingucken, da es starke Qualitätsunterschiede gibt. Bei vielen, die in Deutschland TCM praktizieren, handelt es sich nicht um Fachärzte, die über eine fundierte Ausbildung in der TCM verfügen und ebenso eine universitäre medizinische Ausbildung genossen haben. Es handelt sich oftmals um Heilpraktiker, die ihre Aufmerksamkeit auf TCM gerichtet haben und gar nicht über die gleichen Fachkenntnisse verfügen können wie gut ausgebildete chinesische Fachkräfte. Nichtmediziner werben darüber hinaus mit einem solch reichhaltigen Behandlungsangebot, dass ich mich frage, wie es möglich sein soll, all diese Gesundheitsbereiche abzudecken und in allem kompetent und erfolgreich zu sein. Ein überladenes Hilfsangebot macht mich ähnlich misstrauisch wie eine viel zu üppige Speisekarte in einem schlecht geführten Restaurant. Bei so einem gewaltigen Angebotsspektrum ohne jede Spezialisierung kann ich mir kaum vorstellen, dass das zu glänzenden Therapieergebnissen führen soll. Also wenn schon TCM, dann sollte man gut ausgebildete Ärzte aufsuchen, die sich fachübergreifend an der TCM und der wissenschaftlichen Medizin orientieren. Dass sie in Hinblick auf die Migräne wirklich nachhaltig helfen können, wage ich jedoch zu bezweifeln. Leider ist gegen Migräne noch kein Kraut gewachsen, weder in China noch sonst wo ...

Osteopathie

Osteopathie ist ein therapeutisches alternativmedizinisches Verfahren, das manuell, also mit bloßen Händen, ausgeführt wird. Es werden Verspannungen und Störungen im Bewegungssystem ertastet. Muskeln und Gelenke sollen mit osteopathischen Methoden mobilisiert werden. Aus der Osteopathie wurde auch die ‚Craniosacrale Therapie' entwickelt, um die ursprüngliche Beweglichkeit von Gewebe und Organen wiederherzustellen. Dieses Verfahren ist bei Migräne mit Vorsicht zu genießen, da es oftmals Anfälle eher triggert als beseitigt. Ein sehr häufiger Irrtum besteht darin, dass Migräne von der Halswirbelsäule ausgelöst wird. Die

Schmerzen im Nackenbereich, die während eines Migräneanfalls auftreten, sind aber eine direkte Folge der Migräne und haben nichts damit zu tun, dass mit der Halswirbelsäule etwas nicht stimmt. Der Nacken spannt sich an, um den Kopf zu schützen. Wenn man den Kopf dann behandelt, entspannt sich auch die Nackenmuskulatur wieder. Allein daran erkennt man, dass beides zusammengehört und dass das eine aus dem anderen resultiert.

Ich hatte aber tatsächlich mal eine ganz tolle Kopfbehandlung bei dem Osteopathen meines Vertrauens. Er hat einen Punkt am Hinterkopf bearbeitet, und ich fühlte mich danach so herrlich schwerelos und wie in Watte gepackt. Ich war auf eine angenehme Art müde und in einer tiefen Entspannung. Aber leider habe ich meinen Osteopathen nicht immer bei mir, um mir im Bedarfsfall diese wunderbare ‚Schwerelosigkeit' zu bescheren, und das nötige Geld dafür habe ich auch nicht, um mich täglich in diesen Zustand versetzen zu lassen.

Kinesiologie

Die Kinesiologie wurde in den 1970er-Jahren in den USA entwickelt und beruht ebenfalls auf dem jahrtausendealten Wissen der TCM. Die Lehre befasst sich dementsprechend ebenfalls mit dem Energiefluss des Körpers und hat zum Ziel, Blockaden zu lösen und die Leistungsfähigkeit zu erhöhen. Mithilfe des sogenannten ‚Muskeltests' wird der Körper ‚gefragt', was ihn belastet und was ihm guttut. Man geht davon aus, dass sich psychische und physische Vorgänge des Menschen auch in der Funktion der Muskeln widerspiegeln und der Körper demnach in der Lage ist, ein körpereigenes Feedback zu geben.

Es gab durchaus Momente in der Behandlung, die mich beeindruckt haben. Zum Beispiel habe ich beim Austesten einer angeblichen Nahrungsmittelunverträglichkeit versucht, all meine Kraft aufzuwenden, um das Ergebnis zu verändern, es ist mir nicht gelungen. Der Arzt konnte meinen Arm ohne jede Kraftanstrengung herunterdrücken, obwohl ich mich total angestrengt habe, den Arm oben zu halten. Wie so etwas möglich ist? Ich habe nicht den blassesten Schimmer. Aber wie dem auch sei, die Kinesiologie ist wissenschaftlich nicht anerkannt und hatte auch keinerlei Einfluss auf meine Migräne.

Massage und Physiotherapie

Ohne Frage sind die Massage und die Physiotherapie wichtige Ergänzungsbehandlungen zur wissenschaftlichen Medizin. Massagen wurden in den Urkulturen schon vor Jahrtausenden zur allgemeinen Entspannung, zur Schmerzlinderung, zur Lockerung verspannter Muskulatur und zur Steigerung der Durchblutung eingesetzt. Die Haut, das Bindegewebe und die Muskulatur werden durch Dehnungs-, Zug- und Druckreiz beeinflusst. Durch Klopfen, Kneten, Reiben und Streichen einzelner oder mehrerer Körperregionen kann man erreichen, dass der ganze Organismus davon profitiert und sich entspannt.

Einer Freundin, die professionell Massagen anbietet, ist es tatsächlich mal gelungen, mir mit einer einstündigen Massage aus dem Status migraenosus herauszuhelfen. Das kann durchaus mal funktionieren. Aber was daran so wohltuend und heilsam war, war sicherlich die entspannte Wohlfühlatmosphäre und das einstündige Abschalten. Tägliche Massagen würden mir als Entspannungstherapie durchaus zusagen, sind aber leider unrealistisch, denn auch dafür fehlt mir das nötige Geld. Wer es sich leisten kann, sollte sich durchaus häufiger mal eine Massage gönnen. Aber man muss dabei bedenken, dass es Migräniker gibt, die Berührungen während eines Anfalls absolut nicht ertragen, schon gar nicht am Kopf. Bei mir ist das anders: Mir tun Massagen in der Regel sehr gut, und ich bin – aufgrund meiner besonderen Migräneform – auch am Kopf nicht sonderlich empfindlich. Ich habe eher Berührungen am Bauch nicht so gern.

Da ich im Rahmen meiner sozialpädagogischen Tätigkeit selbst regelmäßig Shiatsu (Fingerdruckmassage) praktiziere, weiß ich um die wohltuende Wirkung, die eine Massage haben kann. Ich habe oft genug erlebt, dass sich Menschen nach einer Shiatsu-Behandlung sehr viel entspannter fühlten. Die ‚Kunst der Berührung' ist auf jeden Fall etwas, was zumindest die Stimmung hebt. Dass ich diese Methode beherrsche, empfinde ich als großes Geschenk. Aber ich habe keine Allmachtfantasien. Ich kann mit der Anwendung dieser Massageform natürlich keine Krankheiten kurieren, sondern bestenfalls dazu beitragen, das allgemeine Wohlbefinden zu steigern. Doch dafür lohnt es sich allemal.

Physiotherapie ist der Oberbegriff für Krankengymnastik und die physikalische Therapie (Bewegungstherapie). Die Anwendungsformen sind die Behandlung mit mechanischen Reizen (Massage), die Behandlung mit thermischen Reizen (Wärme und Kälte), die Behandlung mit Wasser (Hydrotherapie) und die Behandlung mit Strom. Physiotherapeutische Maßnahmen können in der Migränebehandlung sehr sinnvoll sein, um einen möglichen zusätzlichen Trigger auszumachen und zu eliminieren. Aber wenn Physiotherapeuten mit ‚Migränebehandlungen' werben, ist immer Vorsicht geboten.

Ernährungsumstellung/Diäten/Fasten

Migränepatienten sollten stets auf eine ausgewogene, gesunde Ernährung achten. Es ist empfehlenswert, Kartoffeln, Vollkornnudeln, Vollkornreis und Vollkornbrot auf den Speiseplan zu setzen, damit man ausreichend mit langkettigen Kohlenhydraten versorgt wird. Die Hauptmahlzeiten sollten regelmäßig eingehalten werden. Kleine kohlenhydratreiche Zwischenmahlzeiten sind unverzichtbar, da das Gehirn fortlaufend Energie benötigt. Besonders vorm Schlafengehen empfiehlt sich ein Gute-Nacht-Snack, wie zum Beispiel ein Stück Vollkornbrot mit Honig, ein Knäckebrot oder ein paar Löffel Müsli. Mit Industriezucker sollte sparsam umgegangen werden, Ausnahmen sind aber erlaubt. Fastenkuren und der Verzicht auf Kohlenhydrate sind bei Migräne unangebracht. Spezielle Migräne-Diäten sind nicht einzuhalten. Nicht zu empfehlen sind Ernährungsumstellungen, bei denen man Mahlzeiten auslässt (wie beim Intervall-Fasten) oder bei denen man nur ausgewählte Nahrungsmittel zu sich nehmen darf. Es gibt allerdings Betroffene, die besonders empfindlich auf stark histaminhaltige Nahrungsmittel oder alkoholische Getränke reagieren. Grundsätzlich gibt es laut medizinischer Leitlinie aber keine speziellen

Ernährungsvorschriften, außer die zuerst genannten. In den Achtzigerjahren ging man noch davon aus, dass ein starker Kausalzusammenhang zwischen Migräne und Ernährung besteht. Das ist nach heutigem Kenntnisstand überholt. Aber es gibt an allen Ecken und Enden immer noch den Mythos, dass Migräne eine Nahrungsmittelallergie sei. Viele Migräniker entwickeln vor, während oder nach den Anfällen Heißhunger auf Süßigkeiten oder fettige, hochkalorische Speisen. Das ist aber kein Auslöser, sondern ein Vorbote der Migräne.

Das Gehirn hat ein Energiedefizit und verlangt nach schnell verfügbarer Energie. Es handelt sich also um den Versuch, das Energiedefizit im Gehirn durch das Zuführen von Kohlenhydraten schnell wieder auszugleichen. Zucker und Fett können dem Gehirn zwar kurzfristig als Energielieferant dienen. Besser ist es jedoch, gar nicht erst in ein Energiedefizit zu geraten und den Blutzuckerspiegel konstant zu halten. Es ist daher viel effektiver, über den ganzen Tag verteilt gut verträgliche langkettige Kohlenhydrate zu sich zu nehmen.

Meine Einstellung zur Ernährung ist die, dass ich mich überwiegend gesund ernähre, mir aber auch mal kleine Sünden erlaube. Die Migräne schränkt einen ohnehin sehr ein, da sollte man nicht auch noch auf jeden kulinarischen Genuss verzichten.

Oft wird darauf hingewiesen, dass der Darm an vielen Krankheiten beteiligt ist. Das ist sicher richtig, aber Migräne entsteht ursächlich nun mal nicht im Darm, sondern im Gehirn. Ein Mittel, das von Heilpraktikern und Alternativmedizinern empfohlen wird, ist Omni-Biotic. In dem Mittel sind Darmbakterien enthalten, die das Darmmilieu sanieren sollen. Mein Fazit: Sehr teuer und nutzlos!

Ich habe mir allerdings wider besseres Wissen von einem Arzt das Omni-Biotic aufschwatzen lassen und habe während der letzten zehn Jahre dreimal meine Ernährung umgestellt. Erfolg hatte ich damit nie, bis auf den Umstand, dass durch die Ernährungsumstellungen natürlich ein paar Pfunde gepurzelt sind. Aber leider ist danach der Jo-Jo-Effekt eingetreten. Das heißt, dass mein Endgewicht deutlich über dem Ausgangsgewicht lag. Auf die Migräne hatten die aufwendigen Ernährungsumstellungen leider keinerlei Auswirkungen.

Hypnotherapie

Unter dem Begriff Hypnotherapie werden Therapieformen zusammengefasst, die das Wissen über die Wirkung von Trance und Suggestionen therapeutisch nutzen.

Die Hypnotherapie ist meines Wissens eine der kostspieligsten Behandlungen unter den gängigen therapeutischen Angeboten überhaupt. Da kann man für den ersten Besuch schon mal ein paar hundert Euro loswerden. Ich habe mir mal eine Sitzung geleistet, weil ich neugierig darauf war. Die Sitzung war nicht uninteressant, aber in Bezug auf die Migräne nicht von Bedeutung. Mein Fazit: Wenn man das Geld ausgeben will, kann man die Methode ausprobieren. Man sollte aber in puncto Migräne keine großen Hoffnungen damit verbinden.

Wunderheilung, Astrologie und Co.

Wunderheiler sind Menschen, denen auf Wunderkräften beruhende Heilerfolge zugeschrieben werden. Sicherlich muss man dabei zwischen zwei Menschentypen unterscheiden. Zum einen treiben selbsternannte ‚Heiler' ihr Unwesen, die absichtlich betrügen und die Not und Verzweiflung der Hilfesuchenden ausnutzen, um daraus Profit zu schlagen. Diese Menschen sind gefährlich, weil sie ganz bewusst mit den Hoffnungen ihrer Mitmenschen spielen und zumeist völlig skrupellos sind. Zum anderen handelt es sich um zugewandte, spirituelle Menschen, die sich zweifellos selbst überschätzen, aber davon beseelt sind, Gutes zu bewirken. Sie sind überzeugt davon, dass sie tatsächlich über die besondere Gabe des Heilens verfügen und möchten ihre Fähigkeiten in den Dienst der Menschheit stellen.

Man muss an Wunder glauben, und auch dann ist es sehr fraglich, ob solch eine Heilweise irgendeinen spürbaren Nutzen bringt. Wenn sie hilft, kann dies wohl nur dem Placebo-Effekt zugeschrieben werden. Aber da ich für den Placebo-Effekt offenbar nicht sehr empfänglich bin, ist das bei mir vergebene Liebesmüh. Das gleiche gilt natürlich auch für die Astrologie und die Wahrsagerei. Gewiss gibt es Menschen, die über besondere spirituelle Fähigkeiten verfügen und sowohl eine gute Intuition als auch eine hervorragende Menschenkenntnis besitzen. Aber ich halte es für ausgeschlossen, dass ein Mensch tatsächlich in der Lage ist, Gedanken zu lesen oder zuverlässig in die Zukunft zu schauen. Es sei denn, es handelt sich um etwas ganz Offensichtliches, aber dafür brauche ich dann keinen Hellseher.

Ohne Zweifel gibt es wohl kaum einen anderen Gesundheitsbereich, in dem so viel Unsinn verzapft wird wie bei der angeblichen Wunderheilung. So verzweifelt werde ich hoffentlich nie wieder sein, dass ich mich auf derartigen Hokuspokus einlasse.

Migräne-Piercing

Das Piercing wird durch die innerste Wölbung der Ohrmuschel direkt neben dem Gehörgang gestochen. An der Stelle befindet sich ein Akupunkturpunkt, der dadurch dauerhaft stimuliert werden soll. Angeblich wird die Anfallshäufigkeit durch das Piercing extrem gesenkt. Viele Patienten seien die Migräne nach der Behandlung sogar für immer losgeworden, wird von Anhängern dieser Methode immer wieder behauptet.

Die deutsche Migräne- und Kopfschmerzgesellschaft e. V. (DMKG) erklärt dazu, dass das Verfahren auf keiner nachvollziehbaren pathophysiologischen Grundlage beruht. Es sei sogar mit den Risiken einer verzögerten Wundheilung oder einer nachfolgenden Infektion zu rechnen. Selbst der Verband Professioneller Piercer (VPP) vertritt die Auffassung, dass eine kurzfristige Verbesserung von Beschwerden im besten Falle durch den Placebo-Effekt ausgelöst und nicht von Dauer sein wird. Die Experten glauben nicht daran, dass Akupunkturpunkte durch ein Piercing dauerhaft zu stimulieren sind. Ich finde, diese Einschätzung spricht für sich. (5)

Seaband gegen Übelkeit

Dabei handelt es sich um ein Akupressurband, das man sich als Armband anlegt. Ein bestimmter Akupressurpunkt soll dauerhaft stimuliert werden, um die Übelkeit abzumildern. Wer es glaubt, wird selig!

Das Seaband gehört zu den Kaufsünden, die mir im Nachhinein echt peinlich sind. Was hat mich da nur geritten? Das ist so, als wollte eine Maus einen Elefanten aufhalten. Das Geld kann man sich sparen. Glücklicherweise kostet das Band nicht einmal 10 Euro, sodass man sich über eine solche Fehlinvestition nicht allzu sehr ärgern muss.

Reiki

Reiki ist eine uralte fernöstliche Heilmethode, bei der durch sanftes Handauflegen ein sogenannter ‚Kanal' zwischen Patient und der ‚universellen Energie' aufgebaut werden soll, um die Selbstheilungskräfte anzuregen und die Lebensenergie wieder in einen besseren Fluss zu bringen.

Mein Fazit vorweg: Kann man machen, muss man aber nicht! Grundsätzlich tut Berührung gut, und es kann sehr entspannend sein, sich auf diese Weise eine kleine Auszeit zu verschaffen. Der Vorteil ist: Man kann abschalten und das wirkt sich durchaus positiv auf die Migräne aus. Aber wieso soll man Geld dafür ausgeben? Ein meditativer Rückzug oder ein paar Streicheleinheiten von dem Lebenspartner haben sicherlich den gleichen oder sogar besseren Effekt. Ich habe mir mehrmals privat von Menschen Reiki geben lassen, die ein entsprechendes Zertifikat hatten, um ‚offiziell' behandeln zu dürfen. Die Aufmerksamkeit, die man dadurch erfährt, tut gut, aber meine Migräne blieb davon völlig unbeeindruckt.

So viel zu den ergänzenden Heilverfahren. Ich könnte die Liste noch endlos weiterführen, aber ich möchte es bei den genannten Beispielen belassen. Es liegt mir absolut fern, Migränepatienten die Hoffnung auf Besserung zu nehmen, aber ich sehe es als meine Pflicht an, darauf hinzuweisen, dass es viele unsinnige oder zumindest wenig Erfolg versprechende Hilfsangebote in diesem Bereich gibt. Die Entscheidung liegt natürlich bei jedem selbst, ob und wenn ja welche Angebote genutzt werden. Doch wie wahrscheinlich ist es, dass all diese zum Teil fragwürdigen Methoden bei der Migräne etwas ausrichten sollen, was einem ganzen Heer von renommierten Wissenschaftlern, die sich ausschließlich mit diesem Thema befassen, nicht gelingt? Es handelt sich überwiegend um Dienstleistungen, die Hoffnung schüren, aber leider in der Regel nur Zeit, Geld und Nerven kosten und Betroffene voraussichtlich kein Stück weiterbringen. Die Alternative dazu ist nicht, die Hände in den Schoß zu legen und sich seinem Schicksal blind zu ergeben, sondern die Empfehlungen und Verhaltensregeln zu befolgen, die von Migränespezialisten empfohlen werden und deren positive Wirkung wissenschaftlich untermauert ist.

Im Laufe der letzten zehn Jahre erhielt ich eine Menge an Tipps und Adressen von angeblich guten Homöopathen, Heilpraktikern und Wunderheilern. Ich hätte die Wände damit tapezieren können. Ich bekam allerdings auch interessante Zeitungsausschnitte zugesteckt und wurde darüber in Kenntnis gesetzt, wenn eine Sendung zum Thema ‚Migräne' im Fernsehen lief. Insbesondere mein Chef Jürgen, mein Kollege Roland und meine Eltern ließen mir viel Infomaterial zukommen. Diese Anteilnahme war überwältigend. Man kann sich glücklich schätzen, wenn Menschen aus dem persönlichen Umfeld mitdenken und so fürsorglich und hilfsbereit sind. Im Einzelfall finde ich das auch wirklich ganz rührend, und ich erkenne die gute Absicht dahinter.

Es gibt aber mitunter auch Leute, die einen vehement zu irgendeiner dubiosen Maßnahme überreden wollen. Wenn man die gutgemeinten Ratschläge dann ablehnt, kann es einem im schlimmsten Falle passieren, dass einem heimlich unterstellt wird, dass man gar nicht gesund werden wolle. Das ist das Phänomen des sekundären Krankheitsgewinns. Irgendeinen Vorteil könnte es ja womöglich haben, diese Krankheit zu behalten. Demnach sucht sich jeder die Krankheit aus, die zu ihm passt und wenn sie nicht von selbst verschwindet, kann man sie möglicherweise nicht gehen lassen, weil ihr Vorhandensein auch Vorteile mit sich bringt. Wenn ich so was höre, platzt mir die Hutschnur!

Es gibt noch eine weitere zynische Unterstellung: Wenn keine alternative Therapie anschlägt, arbeitet man vielleicht auch nicht konstruktiv genug mit oder gibt sich nicht genug Mühe, um wieder gesund zu werden. Das kann auch nur jemand behaupten, der nicht selbst betroffen ist. Mir wurde so etwas zum Glück noch nie ins Gesicht gesagt, und das ist auch gut so!

Ich kann auf jeden Fall nur dazu raten, nicht mehr jeder Seifenblase hinterherzulaufen, denn man muss damit rechnen, dass sie zerplatzt! Man setzt sich jedes Mal wieder einer Enttäuschung aus. Das habe ich in der Vergangenheit leider auch oft genug erlebt und das frustriert ungemein. Die Aufzählung und Beschreibung der ergänzenden Behandlungsmethoden zeigt ja hinlänglich, was ich von dem ganzen Angebotsspektakel halte. Mittlerweile bin ich sehr vertraut mit meiner Erkrankung, und ich weiß, was gut für mich ist und was nicht. Herzlichen Dank für jeden gutgemeinten Ratschlag, aber was ich davon umsetze und was nicht, obliegt meiner Entscheidung. Deshalb bin ich weder beratungsresistent noch dickköpfig, sondern inzwischen zum Glück so gut informiert, dass ich selbstbewusster auftreten kann und besser für mich einstehe. Das habe ich nicht zuletzt der Kieler Migräne Community zu verdanken, insbesondere den Administratorinnen Bettina Frank und Charlie Kay E. Fonceca und all den engagierten Mitbetroffenen, die sich in diesem Facebook-Forum gegenseitig unterstützen.

Ich kann nur jedem Betroffenen nahelegen, sich von selbsternannten Experten bloß nicht verunsichern und einwickeln zu lassen. Es bleibt jedem selbst überlassen, ob eine Behandlung anvisiert wird oder nicht. Und eine Person, die behauptet, dass sie des Rätsels Lösung kennt und weiß, wie man Migräne heilen kann, sagt schlichtweg nicht die Wahrheit. So einfach ist das. Wenn Migräne wirklich heilbar wäre, dann hätte sich das längst weiträumig herumgesprochen und die Person, die in der Lage ist, die Migräne erfolgreich zu therapieren, würde sich eine goldene Nase damit verdienen und könnte den Ansturm auf die Praxis gar nicht bewältigen. Ich wünschte mir auch, dass es eine Geheimwaffe gegen Migräne gäbe, und ich würde, ohne mit der Wimper zu zucken, mein Konto leerräumen, um diese Krankheit für immer loszuwerden. Aber leider steht das nicht zur Debatte.

11. Psychologische Deutungsangebote für mein Erbrechen und wie sich das Erbrechen neurologisch erklären lässt

Pseudowissen über Migräne:
Ein bisschen Kopfweh hat doch jeder einmal ...

Ich betrachte das jetzt mal ganz neutral,
ein bisschen Kopfweh hat doch jeder einmal.

Wegen solch einer Lappalie braucht man keinen gelben Schein,
Migräne ist schließlich kein gebrochenes Bein.

Stell dich unter eine heiße Dusche, dann vergehen die Schmerzen,
und nimm dir nicht immer alles so zu Herzen.

Du musst ruhiger werden und dich nicht so sehr stressen,
und du solltest – seien wir ehrlich – auch weniger essen.

Etwas mehr Selbstdisziplin täte dir ganz gut,
vermutlich trinkst du auch nicht genug.

Du musst dich doch nicht ständig selbst beweisen
und auch nicht unaufhörlich um deine Krankheit kreisen.

Ich sehe, du hängst ganz schön in den Seilen
und solltest dich mal einem Psychiater mitteilen.

Offensichtlich bist du etwas labil,
deswegen macht die Migräne mit dir, was sie will.

Du denkst dich in alles zu sehr hinein,
mach dich doch bitte selbst nicht so klein.

*Versöhne dich mit deinem ‚inneren Kind',
ich glaube, dass Familienaufstellungen sehr hilfreich sind.*

*Lass deine Kindheitswunden heilen und stärke dein Karma
und mach nicht aus jedem Anfall so ein Drama.*

*Geh öfter an die frische Luft und atme tief ein
und verzichte auf Käse, Schokolade und Wein.*

*Hab gehört, dass man davon Migräne kriegt,
du wirst sehen, wie der Verzicht über die Krankheit siegt.*

*Migräne kommt vielleicht aber auch vom Nacken,
da muss man den Stier bei den Hörnern packen.*

*Womöglich sind auch nur deine Haare zu schwer,
in dem Fall muss eine schicke Kurzhaarfrisur her.*

*Kaugummi kauen entspannt die Gesichtsmuskulatur,
und ganz besonders hilfreich ist eine Fastenkur.*

*Das entschlackt und saniert den Darm im Nu
und schon gibt die Migräne Ruh.*

*Deine Krankheit hat vielleicht auch ihren Ursprung im Darm
und legt dementsprechend deine Verdauung komplett lahm.*

*Deshalb musst du dich auch so oft übergeben,
ein gesunder Darm kann das Problem gewiss beheben.*

*Oder lass dir doch mal ein Migräne-Piercing stechen,
dann verschwindet bestimmt das Dauererbrechen.*

*Dein hoher Leistungsanspruch schlägt dir sicher auch auf den Magen,
du solltest wirklich dringend eine Veränderung wagen.*

Hast du dich überhaupt schon jemals einem Arzt vorgestellt?
Wäre ja mal interessant zu hören, was ein Experte davon hält.

Man muss natürlich auch gesund werden wollen
und auch der Alternativmedizin mehr Aufmerksamkeit zollen.

Ich schwöre ja auf die altbewährte Homöopathie
und wenn das nichts bringt, dann stärke dein Chi.

Man muss nur die richtige Behandlung anpeilen,
auch Pestwurz und Mutterkraut können Migräne heilen.

Du solltest dich vielleicht mal fortbilden, das hilft geschwind,
wenn alles nichts nützt, dann kriegst du eben ein Kind.

Spiel ruhig etwas mehr mit deinen weiblichen Reizen,
denn damit soll man ja bekanntlich nicht geizen.

Vielleicht kannst du dich auch nicht fallen lassen, meine Liebe,
verleugne doch nicht deine ureigenen Triebe.

Sex hilft bei Migräne und macht dich frei,
sie wirkt wahre Wunder, so eine kleine Liebelei.

Weißt du, du musst auch mal Hilfe annehmen,
stell dich den unbequemen Lebensthemen.

Aber vielleicht liegt ja auch der ganze Sinn
im sekundären Krankheitsgewinn.

Wenn du nicht lernst, deine Krankheit loszulassen,
kriegst du deine Probleme nie zu fassen.

Aber du bist beratungsresistent und willst dich anscheinend so quälen,
was soll ich dir da noch groß erzählen?

Ich gebe es auf, da mach ich nicht länger mit,
du leidest ganz klar an einem Aufmerksamkeitsdefizit.

Denn dass jemand unter Kopfschmerzen angeblich so leiden kann,
da ist doch am Ende gar nichts dran.

Also bitte verschone mich, es tut mir echt leid,
ich sehe, du verschwendest nur meine Zeit.

Denn deine angebliche Migräneattacke
ist in Wahrheit eine reine Psycho-Macke!

Es nervt mich, wenn mir Leute zu schlau daherkommen und mir etwas über die angeblich psychologischen Ursachen meiner Migräneerkrankung erzählen wollen. Denn Migräne ist eine Krankheit, mit der ich tagtäglich konfrontiert bin und mit der ich mich wohl wesentlich besser auskennen dürfte als all diejenigen, die nicht selbst betroffen sind. Dennoch gibt es Menschen, die meinen, dass sie die Weisheit für sich gepachtet haben und mir sagen müssten, was ich zu tun und zu lassen habe.

Insbesondere der scheinbar psychologische Kausalzusammenhang zwischen meiner starken Migräne-Übelkeit und meiner Persönlichkeit verleitete immer wieder zu wilden Spekulationen. Einige Hobbypsychologen in meinem Umfeld stellten immer mal wieder die geistreiche Frage: „Was findest du eigentlich so zum Kotzen?" Diese Frage habe ich sogar von professioneller Seite gehört, allerdings nie von Neurologen, denn die wissen es einfach besser.

Ich halte generell nicht viel von rein psychologischen Deutungen organischer Erkrankungen. Das ist genauso unausgewogen, als wenn man ausschließlich das erkrankte Organ betrachtet und den Menschen dahinter vergisst. Außerdem landet man dabei ganz schnell bei der Verantwortlichkeit bzw. der Schuldfrage, und das finde ich unangebracht und geradezu geschmacklos. Niemand trägt die Schuld daran, wenn plötzlich schwere Krankheiten über uns hereinbrechen, es sei denn, man hat aktiv und bewusst zu dieser Entwicklung beigetragen. Ich sehe es als Schicksal an, für das im Normalfall kein Mensch verantwortlich ist. Diese Dinge passieren leider, und wir müssen uns notgedrungen damit abfinden. Eine gesunde Lebensweise und eine positive Lebenseinstellung können mit Sicherheit dazu beitragen, dass viele Krankheiten gar nicht erst entstehen. Aber es ist unmöglich, sich vor allen schädlichen Umwelteinflüssen und Stressfaktoren zu schützen und die Entstehung einer schwerwiegenden Erkrankung von vornherein auszuschließen. Ob man krank wird oder gesund bleibt, ist von vielen Faktoren abhängig, sodass es in der Regel unmöglich ist, den Ausbruch einer ernsten Krankheit mithilfe mentaler Fähigkeiten oder irgendwelcher vorsorglichen Sicherheitsmaßnahmen zu verhindern. Wenn das so einfach wäre, dann würde es nicht so viele chronisch kranke Menschen geben. Dazu kommt, dass oftmals Menschen von schweren gesundheitlichen Beeinträchtigungen betroffen sind, die durchaus sehr gesundheitsbewusst gelebt haben. Wer von uns kennt nicht mindestens fünf Personen, die viel zu früh und mehr oder weniger qualvoll gestorben sind? Menschen, die ohne jede Vorwarnung in relativ kurzer Zeit aus dem Leben gerissen wurden, schuldlos und unerklärlich. Machen wir uns nichts vor: Es kann jeden treffen. Wir können uns leider nicht vor solch einem Schicksal schützen oder uns irgendwie absichern. Wenn das möglich wäre, dann wären sicher eine Menge Leute bereit dazu, nach den Grundsätzen zu leben, die uns sicher vor Krankheit und Tod bewahren. Es wäre schön, wenn wir eine Art Lebensversicherung abschließen könnten, die uns, im wahrsten Sinne des Wortes, das Leben sichert. Das ist aber leider nicht möglich.

Man hört allerdings häufig davon, dass Menschen ihr Leben durch einen schweren Schicksalsschlag neu überdacht haben und zu erstaunlichen Einsichten gelangt sind. Sie sind sich im Ausnahmezustand selbst nähergekommen, haben ein anderes Selbstverständnis erworben und sind mit dem gegenwärtigen Leben oftmals sehr viel glücklicher als mit dem vorherigen. Manchmal braucht es anscheinend eine Erschütterung im Leben, um zu erkennen, was wirklich zählt und Menschsein ausmacht.

Spätestens in Krisenzeiten bleibt einem gezwungenermaßen nichts anderes übrig, als sich mit Wertvorstellungen, Lebenskonzepten, Sinnfragen und grundlegenden Erfahrungen wie Trauer, Wut, Angst und Schmerz auseinanderzusetzen. Viele Fragen tun sich auf: Worin besteht für mich der Sinn des Lebens? Was ist mir wichtig? Wie schaffe ich es, diese schwere krankheitsbedingte Krise zu überstehen? Habe ich Ressourcen, aus denen ich schöpfen kann? Habe ich genug Verbündete, die mich unterstützen und mir beistehen? Gelingt es mir, neue Perspektiven für mein Leben zu entwickeln? Wie kann ich meine gesunden Persönlichkeitsanteile schützen? Was kann ich tun, damit mein Wesenskern von dieser Krankheit weitgehend unberührt bleibt?

Aber wie stark wir von der Migräne auch betroffen sind: Es gibt keinen Grund, defensiv zu sein! Aufgrund unserer Krankheitserfahrung haben wir den praktischen Vorteil, dass wir kampferprobt sind und viel einstecken können. Ich bin oft erstaunt darüber, wie wenig belastbar sogenannte gesunde Menschen mitunter sind. Da frage ich mich doch, wie sie damit zurechtkommen wollen, wenn einmal echte gesundheitliche Probleme auftauchen. Aber das wird vermutlich so sein, wie es bei den Leidgeprüften ursprünglich auch gewesen ist: Man wächst kontinuierlich mit seinen Aufgaben ...

Das Leben ist ein Lern- und Reifeprozess, der nach Möglichkeit bis zum letzten Atemzug anhalten sollte. Man muss sich immer wieder die Frage stellen, wie man sein Leben gestalten möchte und was man alles zum Wohlfühlen und Glücklichsein braucht. Es ist wichtig, sich damit auseinanderzusetzen, was im Leben von Bedeutung und was unwichtig ist. Aus der Tragik des Lebens kann man gewiss eine ganze Menge lernen, und ganz sicher formt uns das, was wir im Laufe unseres Lebens erleben. Krisen lassen uns als Persönlichkeit wachsen und reifen und machen uns oftmals auch dankbarer und empfänglicher für die schönen Seiten des Lebens. Ich habe durch meine Krankheiten auch eine ganze Menge dazugelernt, und trotzdem wäre ich sehr viel lieber ohne die angeborene Migränebereitschaft auf die Welt gekommen. Da ich aber nun mal nicht die Wahl habe, versuche ich aus meiner Krankheit auch etwas Positives mitzunehmen und mir mein Leben so schön wie möglich einzurichten.

Aber, und das ist der springende Punkt: Man muss auch nicht aus einer Not eine Tugend machen und den

Spieß umdrehen. Ich finde es unerträglich, wenn man chronische Krankheiten als etwas darstellt, was wir anziehen oder uns ausgesucht haben. Etwas, das uns helfen soll, unserem Schattendasein zu begegnen und in unsere Abgründe zu schauen. Die Krankheit als Aufforderung zu sehen, einen besseren Menschen aus uns zu machen, uns Demut zu lehren oder uns zu vervollkommnen. Gesundheitliche Probleme als etwas zu betrachten, das dazu beiträgt, ein Kindheitstrauma aufzulösen, unsere kranke Seele zu heilen, uns auf den ‚rechten Weg' zu führen oder was noch alles an merkwürdigen psychologischen Erklärungen in Umlauf gebracht wird.

Ich kann nichts dafür, dass ich Migräne habe, und ich mache diese Quälerei ganz sicher nicht freiwillig mit, nur um mich spirituell weiterzuentwickeln oder mehr emotionale Tiefe zu erreichen. Bevor meine Krankheit chronisch wurde, habe ich mich bereits für die Kausalzusammenhänge des Lebens interessiert und mich selbst reflektiert.

Aber bestimmte Krankheitsbilder scheinen prädestiniert dafür zu sein, dass Menschen sich darüber Gedanken machen, was sie wohl bedeuten könnten. Wenn sich jemand ständig erbricht, wird das doch sicher psychische Ursachen haben. Da findet doch jemand offensichtlich etwas zum Kotzen. Ich interessiere mich auch buchstäblich für die Wurzel des Übels. Aber es ärgert mich, dass die Migräne, wie kaum eine andere organische Erkrankung sonst, immer wieder auf die Psyche geschoben wird. Psychische Anteile gibt es natürlich bei jeder Erkrankung, so auch bei Migräne, daran zweifele ich nicht. Die Psyche und der Körper stehen in einer engen Wechselbeziehung und beeinflussen sich gegenseitig. Insofern wird die Psyche bei der Entstehung und/oder Verschlimmerung einer chronischen Erkrankung sicher auch eine Rolle spielen. Manchmal brechen Krankheiten aus, wenn man bereits seit längerer Zeit unter einer starken emotionalen Anspannung steht. Mitunter ist ihr plötzliches Auftreten aber auch unbegreiflich und trifft manch einen in einer Lebensphase, in der bis dahin alles gut lief. Wie dem auch sei, es ist überhaupt nicht einzusehen, warum man bei einer neurologischen Funktionsstörung wie Migräne immer ganz schnell in die Psycho-Ecke gestellt wird und seltsame psychologische Deutungen über sich ergehen lassen muss.

Ich habe noch nie gehört, dass man jemanden mit einer spastischen Lähmung in den Beinen fragt: „Sag mal, wieso stehst du eigentlich nicht mit beiden Beinen fest im Leben?" Ich habe auch nie gehört, dass man eine Person, die unter Epilepsie oder Parkinson leidet, fragt, warum sie denn immer so zappelig und unruhig ist und vor welchen Lebenssituationen sie innerlich zittert oder erstarrt. Warum das so ist, ist klar: Es liegt daran, dass die Leute aufgeklärt sind und verstehen, dass diese Krankheiten neurologisch bedingt sind und die Betroffenen nichts dafürkönnen. Aber Migräne ist auch eine neurologische Grunderkrankung, und die Betroffenen können ihre Symptome genauso wenig steuern oder eigenmächtig unterdrücken.

Das Migränegehirn tickt anders. Es verzeiht einem oftmals nicht, wenn man sich ungeschützt einer Vielzahl von Reizen aussetzt. Es kommt mit der Datenmenge einfach nicht zurecht. Wenn sich das Gehirn überfordert fühlt, erhält man prompt die Quittung. Das erlebe ich besonders heftig, wenn mein Schlaf-Wach-Rhythmus durcheinandergerät. Diese Besonderheit des Gehirns ist unser spezielles Los. Es ist schwer, nahezu unmöglich, allen Migräneauslösern auszuweichen, und man sollte sich auch nicht dauernd damit beschäftigen, was alles triggern könnte. Denn das schafft nur zusätzlichen Stress, und es ist kein Geheimnis, dass psychischer Stress einer der Haupttrigger bei Migräne ist. Es ist ganz besonders bei chronischer Migräne kontraproduktiv, sich ständig das Hirn darüber zu zermartern, was ihm alles schaden könnte. Ich beschäftige mich jedenfalls nicht mehr unaufhörlich mit dieser Fragestellung, und seitdem das so ist, geht es mir damit bedeutend besser.

Meine Krankheit wurde von einem Facharzt diagnostiziert und ist somit gesichert. Anstatt ins Blaue zu schießen, alles zu psychologisieren und mich von meinen unaufgeklärten Mitmenschen verunsichern zu lassen, halte ich mich lieber an Tatsachen. Die Migräne-Übelkeit ist ein klassisches Migränesymptom, das sich auch medizinisch erklären lässt: Die neurogene Entzündung bzw. die übermäßige Freisetzung der Botenstoffe werden nämlich vom Gehirn als ‚Vergiftung' fehlinterpretiert. Das Gehirn erkennt nicht, dass keine tatsächliche Vergiftung vorliegt und startet deshalb ein Hilfsprogramm, das mich vor der irrtümlich angenommenen Vergiftung schützen soll. Es wird vermutet, dass der übermäßig erhöhte Serotoninspiegel das Brechzentrum im Hirnstamm stimuliert. Das Brechzentrum ist die Hirnregion, die für das Erbrechen zuständig ist. Es wird aktiv und erteilt den Befehl, das vermeintliche Gift auszuscheiden. Darüber hinaus wird eine Verkettung organischer Reaktionen in Gang gesetzt, die starke Auswirkungen auf das Allgemeinbefinden hat und mich zwangsläufig niederstreckt. Der Körper versucht krampfhaft, den Magen und/oder den Darm zu entleeren. Ergo sind Erbrechen und Durchfall nichts anderes als ein natürlicher Schutzreflex des Körpers, um Schadstoffe aus dem Körper zu befördern, damit sie keinen Schaden anrichten können. (6)

Zu meinem größten Bedauern gibt es keine Möglichkeit, das Gehirn umzuprogrammieren oder ihm klar zu machen, dass es Fehlalarm schlägt und überreagiert. Man kann weder einen Schalter umlegen noch das Gehirn davon überzeugen, dass überhaupt keine Vergiftungsproblematik vorliegt. Tatsache ist, dass ich so leiden muss, weil mein Gehirn nicht in der Lage ist, den entzündlichen Prozess in meinem Kopf von einer echten Vergiftung zu unterscheiden. Es schießt mit Kanonen auf Spatzen und fühlt sich dabei noch als edler Lebensretter. Zu wissen, dass das Erbrechen aufgrund einer falschen Analyse und Schlussfolgerung meines Gehirns zustande kommt, ist besonders tragisch. Dabei will es mich ja eigentlich nur vor weitaus schlimmerem Übel bewahren und darauf aufmerksam machen, dass eine Störung im System vorliegt. Was für eine Ironie des Schicksals!

Ein weiterer wichtiger Punkt ist, dass das Serotonin die Freisetzung von Botenstoffen auslöst, die außerhalb des Gehirns zu einer Gefäßweitstellung führen können. Das heißt, eine mögliche Gefäßweitstellung im Magen-Darm-Trakt könnte ebenfalls für die Übelkeit und das Erbrechen von Migränikern mitverantwortlich sein. (7)

Migränepatienten, die unter starker Übelkeit leiden, haben eine gravierende funktionelle Beeinträchtigung. Daher ist die Behandlung der Übelkeit ein so wichtiger Baustein in der Migränebehandlung. Das Gleiche gilt natürlich auch für Betroffene, die unter starken, langanhaltenden Aurasymptomen leiden.

12. Psychotherapien

2009 ging es mir zeitweilig so schlecht, dass Dr. X und ich uns darauf verständigten, eine Reha-Maßnahme über den Rentenversicherungsträger zu beantragen. Ich musste zu einem Gutachter, der für die Deutsche Rentenversicherung arbeitete und mir eigenartige Fragen stellte. Der Psychiater wirkte auf mich überaus unsympathisch und arrogant und gab mir das Gefühl, dass ich mir auf Kosten der Rentenversicherung einen lauen Lenz machen wollte. Der Mann stellte mir regelrechte Fangfragen und legte mir die Antworten mehr oder weniger in den Mund. „Sie wollen sicherlich mal so richtig ausspannen und sich erholen", meinte er, und ich nickte verdattert mit dem Kopf und sagte: „Na ja, die Migräne beeinträchtigt mich sehr. Vermutlich tut es mir gut, wenn ich mich mal eine Weile aus dem Alltag ausklinke und wieder zu mir selbst finde." Sein süffisantes Grinsen verriet mir, dass ich ihm in die Falle getappt war, denn das war eindeutig die falsche Antwort! Der Gutachter schrieb fleißig in sein Notizbuch, und ich wurde immer nervöser. Nach diesem Gespräch rechnete ich fest mit einer Ablehnung des Reha-Antrags. Ich sollte Recht behalten. Offenbar war der Psychiater der Meinung, dass es mir noch viel zu gut ging, um eine Reha zu rechtfertigen. Statt zu einer Kur wurde mir zu einer ambulanten Psychotherapie geraten.

Da die psychische Belastung und der innere Leidensdruck insbesondere bei chronischer Migräne mitunter sehr stark sind, kann eine therapeutische Unterstützung tatsächlich sehr hilfreich sein. Besonders weil die Behinderung durch die Krankheit gravierend ist und die Betroffenen im Alltag erheblich einschränkt. Eine Psychotherapie dient dazu, die Probleme und das Leiden der Patienten zu verringern und die Produktivität und die Lebensqualität zu verbessern. Dabei gilt es, Irrtümer und Konflikte in der Selbsteinschätzung wahrzunehmen und zu korrigieren sowie unbefriedigende soziale Wechselbeziehungen (Interaktionen) zu erkennen und die dabei entstandenen Probleme zu analysieren. Der therapeutische Prozess dient auch dazu, mögliche Anpassungsschwierigkeiten aufzudecken. Es geht darum, die individuellen Problemlöse-Strategien der Patienten zu verbessern und das Selbstwertgefühl zu stärken.

Die tiefenpsychologische Gesprächstherapie und die Psychoanalyse sind sehr stark darauf ausgerichtet, sich mit der Vergangenheit der Patienten zu beschäftigen und mögliche Kindheitstraumatisierungen oder später entstandene ‚blinde Flecke' (unbewusste Verdrängung/Traumata) in der Lebensgeschichte aufzuspüren und emotional aufzuarbeiten. In Fällen schwerer Traumatisierungen kann das durchaus nützlich sein. Möglicherweise verringert sich dadurch der innere Leidensdruck und vermindert mögliche unbewusste Schuld-, Angst- und Schamgefühle, was sich positiv auf die Migräne auswirken könnte. Es besteht also durchaus die Chance, dass durch eine emotionale Aufarbeitung traumatischer Erlebnisse der innere Stresspegel erheblich gesenkt werden kann.

Da ich inzwischen sowohl physisch als auch psychisch in ziemlich schlechter Verfassung war, wollte ich etwas in Angriff nehmen, was wirklich in die Tiefe geht und imstande ist, mögliche unbewusste emotionale

Hindernisse aus dem Weg zu räumen. Aus diesem Grunde bemühte ich mich um einen Termin in einem Institut für Psychoanalyse. Wenn schon, dann richtig, dachte ich mir. Nach dem Motto: Viel hilft viel!

Meinen ersten Termin bekam ich bei einem verhältnismäßig jungen Analytiker, der einen ganz netten Eindruck auf mich machte. Nachdem er mich begrüßt hatte und mich bat, Platz zu nehmen, sagte er als Erstes zu mir: „Ich habe Sie mir ganz anders vorgestellt." Ich schaute ihn verdutzt an. „Was meinen Sie denn damit?" „Na, ja, wenn man Ihre Krankenakte liest, in der steht: Jahrelanger atypischer Gesichtsschmerz und chronische Migräne ...", er räusperte sich. „Da entsteht ein Bild im Kopf. Vielen Patienten sieht man ihr Leiden an, sie sind vom Schmerz gezeichnet. Aber Sie wirken so lebendig, frisch und positiv." Ich muss sagen, dass mich diese Aussage gar nicht so überraschte. Meine lebensfrohe Ausstrahlung passte mal wieder nicht zu der Anamnese. Man könnte auch sagen: Meine genetisch begünstigte Jugendlichkeit fügte sich nicht in das vorurteilsbehaftete Bild meiner genetisch begünstigten Erkrankung. In der Vorstellung des Psychoanalytikers müsste ich nach Sichtung der Aktenlage vermutlich verhärmt, faltig, stark übergewichtig, aufgequollen und augenscheinlich schwer depressiv sein. Ich sah offenbar viel vitaler aus, als meine schlimme Krankengeschichte vermuten ließ. Mit Sorgenfalten im Gesicht, dicken Augenrändern und herunterhängenden Mundwinkeln konnte ich nicht dienen. Dennoch setzte mir die Krankheit stark zu.

Nach dem einstündigen Gespräch teilte mir der Analytiker mit, dass er wahrscheinlich keinen Therapieplatz mehr frei habe und ich dann wohl zu einer Kollegin käme. Wieso ich dann nicht gleich zu der Kollegin bestellt wurde, wollte ich wissen. „Neue Patienten werden immer von mehreren Kollegen begutachtet. Im Team wird dann beraten, wer zu wem passt." Das ist ja alles schön und gut, dachte ich mir. Aber das macht doch nur Sinn, wenn diejenigen, die mit mir sprechen, auch einen Therapieplatz anbieten können und ich ebenfalls meine Wahl treffen darf. Ich fand, dass in diesem Institut ein ganz schönes Durcheinander herrschte. In den nächsten zwei Wochen sprach ich mit zwei weiteren Analytikerinnen und wurde letztlich von der Frau angenommen, die zufällig gerade einen Platz frei hatte.

Ich merkte ziemlich schnell, dass die Therapeutin und ich nicht auf einer Wellenlänge lagen und dass die Psychoanalyse, so wie sie von ihr praktiziert wurde, nichts für mich war. Trotzdem ärgerte ich mich fast ein Jahr lang damit herum. Es ging thematisch meist nur schleppend bis gar nicht voran. Ich fand diese langatmige Prozedur unglaublich anstrengend und hatte das Gefühl, meine Zeit zu vergeuden. Von den Therapiekosten für die Analyse, die von der Krankenkasse übernommen werden, ganz zu schweigen ...

Ich lag auf einem Sofa, und die Therapeutin saß auf einem Stuhl hinter mir. Es gab über viele Monate hinweg so gut wie keinen Input von der Analytikerin. Sie stellte kaum Fragen und es gab ganz wenig Resonanz auf meine Wortbeiträge. Ich führte mehr oder weniger Selbstgespräche. Manchmal fragte ich mich, ob die Therapeutin vielleicht gerade ein Buch las, ihren Einkaufszettel schrieb oder eingeschlafen war. Hielt sie vielleicht gerade ein Nickerchen? Ich konnte das ja nicht sehen, da sie sich nicht in meinem Sichtfeld befand. Oftmals lag ich da, mit verknoteten Beinen auf meinem Sofa herum, starrte die Wände an und hoffte inständig, dass die Therapiestunde bald vorbei sei. Dieses ärztlich verordnete Schneckentempo raubte mir wahrlich den letzten Nerv.

Ich wurde mit Frau N. einfach nicht warm, und sie tat alles dafür, dass das auch so blieb. Angeblich gehört diese extreme Distanziertheit zu dem Therapiekonzept der Psychoanalyse, aber dann war das für mich eindeutig der falsche Ansatz. Selbstverständlich bekam ich auch den einen oder anderen guten Impuls von Frau N. Aber unterm Strich hat mir die Therapie nicht viel gebracht.

Schließlich stritten wir uns, weil ich zwei Termine verschieben wollte. Einmal wegen der Goldenen Hochzeit meiner Patentante und einmal wegen des Geburtstags meines damaligen Freundes. „Das geht so nicht, wir haben schließlich einen Vertrag miteinander geschlossen", echauffierte sie sich. Richtig! Aber wenn sie Fortbildung hatte, krank war oder Urlaub machte, musste ich das auch hinnehmen. Da wurde mit zweierlei Maß gemessen. Ich gab trotzdem klein bei und ging zur Therapie am Geburtstag meines Freundes, bestand aber darauf, zur Goldenen Hochzeit von Tante Inge und Onkel Albert gehen zu dürfen. Zähneknirschend willigte sie ein, nicht ohne eindringlich zu betonen, dass dies eine absolute Ausnahme sei. Ich kann ja verstehen, dass eine kurzfristige Absage problematisch ist, aber ich teilte ihr die Termine ja bereits einige Wochen im Voraus mit. Wie oft habe ich mich mit Migräne in die Praxis geschleppt, obwohl ich mich am liebsten zu

Hause aufs Sofa verkrümelt hätte, ausschließlich wegen unseres Vertrages, und nun machte sie solch einen Aufstand wegen eines verschobenen Termins. Dafür hatte ich kein Verständnis, und mir gefiel auch ihr Tonfall nicht. Ich wollte mich nicht dermaßen anblaffen und an die Kette legen lassen. Das war doch keine richterliche Anordnung oder Bewährungsauflage, gegen die ich verstoßen hatte. Ich machte das doch alles aus freien Stücken. Meine Krankheit und all das, was mit ihr verbunden war, machte mir schon genug Druck. Ich wollte mich von der Therapeutin einfach nicht so bevormunden lassen. Es kam wie es kommen musste: Einige Monate später brach ich die Analyse ab. In dem Moment war Frau N. plötzlich gar nicht mehr so neutral und souverän, sondern außer sich.

Bezeichnenderweise fand sie kaum bedauernde Worte über das Therapieende an sich, sondern pochte weiterhin auf die Einhaltung des Vertrages, den wir miteinander geschlossen hatten. Ehrlich gesagt, das ging zum einen Ohr rein und zum anderen raus. Ich hatte keine Lust auf eine Auseinandersetzung mit ihr und beharrte auf dem Standpunkt, dass die Analyse nicht die geeignete therapeutische Methode für mich sei. Das stimmte zwar auch, aber der Hauptgrund weshalb ich die Analyse abbrach, lag in ihrer Person begründet, und ich nehme an, dass sie das ahnte. Ich bin mir aber sicher, dass diese Antipathie auf Gegenseitigkeit beruhte. Ich spürte, dass sie mich genauso wenig leiden konnte wie ich sie. Wir passten einfach nicht zueinander. Außerdem muss ich mich angenommen fühlen, wenn ich mich emotional öffnen soll. Gegenseitige Sympathie und eine unterstützende Beziehung zwischen Therapeut und Patient sind für mich die Grundvoraussetzungen für das Gelingen des therapeutischen Prozesses. Es muss ein partnerschaftliches, behutsames Miteinander sein und kein hierarchischer Zweikampf. Das war wohl unser größtes Problem. Wir standen mehr oder weniger in Konkurrenz zueinander. Das machte eine erfolgreiche therapeutische Zusammenarbeit unmöglich. Dass Frau N. mich danach auf der Straße nicht einmal mehr grüßte, so als seien wir uns noch nie begegnet, passte für mich ins Bild. Ich hatte von ihr nichts anderes erwartet.

Zwei Jahre später entschied ich mich für eine körperorientierte Psychotherapie. Ich lernte Frau K. kennen und schätzen. Es tat mir gut, einen geschützten Raum zu haben, in dem ich offen über meine Erkrankung sprechen konnte. Meine Migräne blieb davon leider unbeeinflusst. Aber meine Therapeutin war mir eine große Stütze, als meine geliebten Großeltern starben. Durch ihren einfühlsamen Beistand übte ich mich Schritt für Schritt im Abschiednehmen. Frau K. habe ich es zu verdanken, dass der herannahende Tod von Opa Deike und Oma Nittel nichts Bedrohliches mehr hatte. Ich konnte ihren Tod als einen ganz natürlichen Vorgang akzeptieren, der nun mal zum Leben dazu gehört. Ihr Tod war schließlich die unausweichliche Konsequenz ihres sehr langen, ereignisreichen Lebenswegs. Mein Opa und meine Oma hatten einfach keine Kraft mehr zum Weiterleben, und ich sah das ein und ließ sie in liebevoller Dankbarkeit gehen ...

Was die unterschiedlichen Therapieangebote betrifft: Letztlich muss jeder die geeignete Therapieform für sich finden. Wenn es vorrangig darum gehen soll, einen besseren Umgang mit der Migräne zu erlernen, halte ich aus heutiger Sicht eine kognitive Verhaltenstherapie für die beste Wahl. Denn bei dieser Therapieform handelt es sich um eine kurzzeitige, deutlich definierte Therapie mit klar gesteckten Zielen und nachweislich guten Resultaten. Dieses Therapieverfahren geht davon aus, dass unser Denken einen großen Einfluss auf unser Fühlen, unser Verhalten und unsere körperlichen Reaktionen hat. Es geht in der Therapie um die Betrachtung und Korrektur (Modifizierung) des Verhaltens bzw. des Handelns. Man schaut sich die Tagesstruktur der Migränepatienten genau an und spricht ausführlich über den Umgang mit der Erkrankung. Man entwickelt gemeinsam Strategien, um Stress zu vermeiden oder einen besseren Umgang mit stressigen Situationen zu erlernen. Es werden negative Denkmuster beeinflusst und soziale Fertigkeiten trainiert. Es ist davon auszugehen, dass man mit der Verhaltenstherapie gute Chancen hat, das Leben mit der Erkrankung zu erleichtern und die Lebensqualität zu erhöhen.

Aber für welche Therapieform man sich auch entscheidet: Für mich ist ausschlaggebend, dass die Chemie stimmt und man mit dem Gegenüber an einem Strang zieht. Ansonsten bringt der beste Therapieansatz nichts.

13. Schmerztherapie in der Hardtwaldklinik in Bad Zwesten 2012

Im Frühjahr 2012 wurde mein Reha-Antrag von der Rentenversicherung endlich bewilligt. Im April fuhr ich in den Kurort Bad Zwesten in Hessen, um dort meinen vierwöchigen Reha-Aufenthalt in der Fachklinik für Neurologie anzutreten. Ich hatte keine Ahnung, was mich dort erwarten würde und war sehr gespannt. Der Aufenthalt dort begann mit einem ausführlichen Vortrag über die Migräne. Der entscheidende Satz, der mir im Ohr geblieben ist, war: „Sie kommen mit Migräne und Sie gehen auch wieder mit Migräne." Ich kann mich erinnern, dass ich über diese Aussage gleichzeitig enttäuscht und erleichtert war. Enttäuscht, weil ich zu diesem Zeitpunkt noch immer hoffte, die Migräne durch irgendeinen tollen neuen Therapieansatz loswerden zu können und erleichtert, weil man uns hier reinen Wein einschenkte und aussprach, was wir alle im Prinzip längst wussten, aber die wenigsten von uns wahrhaben wollten: Wir würden definitiv mit dieser Krankheit weiterleben müssen.

Ich hatte ein langes Vorgespräch mit einem Arzt und bekam einen Wochenplan, an den ich mich nach Möglichkeit strikt halten sollte. In der ersten Woche gab es noch kein so reichhaltiges Programm. Das Pensum wurde von Woche zu Woche erhöht.

Die Angebotspalette war recht abwechslungsreich und beinhaltete Wassertreten, Wassergymnastik, therapeutisches Bogenschießen, Triggerpunktmassage, Fußreflexzonenmassage, Mototherapie, Physiotherapie, Nordic Walking, Autogenes Training, Gymnastik und

Gerätetraining. Außerdem standen regelmäßige Einzel- und Gruppentherapiegespräche in der Schmerzgruppe (IST = Intensive Schmerztherapie) sowie Sozialberatung und Vorträge wie zum Beispiel über die Ernährung und die Medikamente auf dem Programm. Ich muss sagen, das ganze Behandlungskonzept war wohldurchdacht und gut strukturiert. Es war nichts dabei, womit ich nichts anfangen konnte. Am besten gefielen mir das Bogenschießen, die Triggerpunktmassage und die Gruppentherapie. In der IST-Gruppe, die von einem kompetenten Psychologen geleitet wurde, durften wir selbst die Themen bestimmen, über die wir sprechen wollten. Es stellte sich heraus, dass wir alle mehr oder weniger an den gleichen Fragestellungen interessiert waren. Im Wesentlichen ging es um die medikamentöse Behandlung, den Umgang mit der Migräne im Hinblick auf die Selbstfürsorge, die Reaktionen der Umgebung, die derzeitige berufliche Situation und Fragen über die Feststellung des Behindertengrads. Einige wünschten sich auch Auskünfte über die Beantragung einer Erwerbsminderungsrente.

Ich fühlte mich in dieser Gemeinschaft verstanden und gut aufgehoben. Dadurch, dass wir jeden Tag mit denselben Menschen zusammenkamen und auch andere Gruppenaktivitäten wie das Bogenschießen gemeinsam erlebten, entstand eine sehr vertraute Atmosphäre.

Wir fanden heraus, dass viele von uns Schuldgefühle entwickelt hatten. Besonders der Familie bzw. den Freunden und Freundinnen gegenüber plagte uns das schlechte Gewissen. Häufig mussten enge Bezugspersonen Rücksicht nehmen und in besonderer Weise auf uns eingehen. Sie waren gezwungen, sich an unseren Rhythmus anzupassen und kurzfristige Absagen in Kauf zu nehmen. Sie mussten eventuelle Stimmungsschwankungen aufgrund der Erkrankung ertragen und akzeptieren, dass die Migräne sich immer mal wieder als ungebetener Gast dazugesellt und einem einen Strich durch die Rechnung macht.

Ein ähnlich schlechtes Gewissen empfanden wir gegenüber unseren Arbeitgebern und Kollegen. Der Großteil der Patienten kämpfte mit zu viel Fehlstunden. Manche landeten vorübergehend im Krankengeld. Einige hatten ihre Arbeitsstunden reduziert, die Arbeitsstelle gewechselt oder waren dauerhaft krankgeschrieben. Diese äußerlichen Veränderungen hatten auf die Migräne zumeist aber keine nennenswerten Auswirkungen. Was nicht verwunderlich war, denn die Betroffenen waren ja nicht ohne Grund in der Reha-Maßnahme gelandet.

Manche Migräniker versuchen ihre Krankheit vor ihrem Kollegium und der Personalabteilung zu verheimlichen. Ich bin immer ganz offen mit der Erkrankung umgegangen und bin damit sehr gut gefahren. Wie man das handhabt, hängt natürlich stark von dem individuellen Arbeitsplatz ab. Ich bin sehr froh, dass ich meine Krankheit nie vertuschen musste und sowohl im Kollegium als auch bei meinem Vorgesetzten auf ganz viel Verständnis gestoßen bin.

Wir sprachen in der Gruppe natürlich auch darüber, welche Arbeitsbedingungen positiv sind und welche sich negativ auf die Migräne auswirken. Günstig sind natürlich Arbeitsplätze in einer reizarmen Umgebung. Am besten ist es, wenn man Gleitarbeitszeit hat und sich den Dienst dementsprechend frei einteilen kann. Wenn das nicht möglich ist, sind zumindest regelmäßige Erholungspausen und Mahlzeiten während der Arbeitszeit sehr wichtig. Man sollte nach Möglichkeit Schichtarbeit und extreme körperliche Anstrengung vermeiden. Alte, flackernde Bildschirme, grelles Neonlicht, ständiges Telefolgeklingel und stickige Luft in den Arbeitsräumen sind erhebliche Störfaktoren. Auch starker Publikumsverkehr und laute Gespräche unter den Klienten oder den Kollegen können die Migräne triggern. Migränepatienten, die in Großraumbüros, in Krankenhäusern, Kindertagesstätten, Schulen, Pflegeeinrichtungen, in der Gastronomie und auf Baustellen und in Fabrikhallen arbeiten, sind besonders stark von Reizüberflutung betroffen.

Ein weiteres großes Thema in der IST-Gruppe war das starke Handicap durch unsere Erkrankung. Obwohl wir alle wussten, dass Migräne eine ernst zu nehmende neurologische Erkrankung ist, taten die meisten von uns sich schwer damit zu akzeptieren, dass sie uns so stark beeinträchtigte. Ich glaube, dass das drei Hauptursachen hat:

1. Es ist nicht einfach, sich damit abzufinden, dass man dauerhaft unter derart heftigen Migräneattacken leidet und mitunter wenig dagegen tun kann.

2. Die starke Behinderung durch Migräne ist ja immer nur im akuten Anfall gegeben. Das heißt, an Tagen, an denen die Migräne uns nicht zusetzt, sind die meisten Betroffenen mehr oder minder beschwerdefrei. In dieser Zeit wird Mut geschöpft, werden Pläne geschmiedet und Versäumnisse nachgearbeitet. Die Reserven werden wieder aufgefüllt, und alles er-

scheint in einem positiven Licht, bis zum nächsten schweren Anfall ... Mitunter vergisst man förmlich, wie krank man eigentlich ist, weil ein mehrtägiger guter Gesundheitszustand einen das ganz schnell vergessen lässt. Dadurch kann es passieren, dass man die Gesamtsituation falsch einschätzt. Man hält sich in guten Momenten mitunter selbst für gesünder, als man ist. Während meiner Zeit mit dem dauerhaften atypischen Gesichtsschmerz war das völlig anders, da der Zustand im Prinzip gleichbleibend schlecht war. Das ließ wenig Spielraum für eine positive Betrachtung.

3. Man darf die Mythen und Vorurteile, die zum Thema Migräne kursieren, nicht unterschätzen. Ich bin überzeugt davon, dass auch Migräniker selbst davon beeinflusst werden, ob sie wollen oder nicht. Das fungiert wie eine Gehirnwäsche. ‚Migräniker sind nicht belastbar', ‚Migräniker sind überempfindlich', ‚Migräniker drücken sich vor der Arbeit', tönt die innere Kritikerin in mir selbst und sorgt dafür, dass ich mich unsicher fühle und verzweifelt gegen mein starkes Schwächegefühl ankämpfe, um mit den gesunden Menschen mithalten zu können. Es ist nur schwer, etwas zu ignorieren, was einen so mächtigen Einfluss auf mich ausübt.

Es kann sein, dass man sich selbst beweisen will, dass man der Krankheit mit starker Willenskraft trotzen kann und sie dadurch indirekt besiegt oder zumindest deutlich in die Schranken weist. Die Kehrseite der Medaille ist – und ich bin überzeugt davon –, dass sich viele Migränepatienten durch solch eine taffe Grundhaltung selbst ein Stück weit in einen chronischen

Verlauf hineinmanövrieren. Durchhalten, Tabletten nehmen, bloß nicht auffallen, bloß nicht ausfallen, und ehe man sich versieht, ist man im Übergebrauch (MÜK) und wenn man Pech hat, auch noch im ‚Status', also in einem Anfall, der scheinbar nicht enden will. Das soll bitte nicht als Vorwurf verstanden werden und erst recht nicht als Schuldzuweisung. Ich verstehe nur zu gut, wie es dazu kommt, und letztlich ist es ja der tapfere Versuch, sich der Krankheit gegenüber zu behaupten. Aber man muss auch wissen, was daraus resultieren kann, wenn man dem Nervensystem nicht regelmäßig Ruhe gönnt. Für all diejenigen, die zusätzlich zur Migräne unter starker Übelkeit und Erbrechen leiden, ist es fast unmöglich, den Großteil der Attacken unbehandelt zu überstehen, ohne dauerhaft ins Krankengeld zu fallen. Zudem kann ein unbehandelter Anfall eine extreme physische wie psychische Belastung darstellen.

Natürlich gibt es auch die Fälle, die einen chronischen Verlauf nehmen trotz der Einhaltung der 10/20-Regel, trotz regelmäßiger Ruhephasen, trotz aller Maßnahmen, die nach der medizinischen Leitlinie empfohlen und als sinnvoll erachtet werden. Die Migräne kann sehr tückisch sein und macht mitunter, was sie will. Aber jede Krankengeschichte ist anders. Man weiß selbst ja am besten, wie sich der Weg in eine Chronifizierung entwickelt hat. Ich bin mir sicher, dass ich zu oft zu viele Akutmedikamente genommen habe. Aber ich weiß auch nicht, wie ich es hätte verhindern können, außer mit einer konsequenteren Einhaltung der 10/20-Regel. Aber das traute ich mich nicht, weil ich mich so vor den Brechattacken fürchtete.

Ich kann verstehen, dass es schwer betroffene Patienten gibt, die aufgrund ihrer Migräne einen Rentenantrag stellen. Besonders hart trifft es diejenigen, bei denen die spezifischen Migränemittel versagen oder keine ausreichende Linderung bringen. Mit chronischer Migräne leben zu müssen, stellt eine große Hürde dar. Ich kann daher nachempfinden, dass man sich nicht mehr in der Lage sieht, einem regelmäßigen Beschäftigungsverhältnis nachzugehen. Ich wäre aber bis dato selbst nie auf die Idee gekommen, eine Verrentung ernsthaft in Betracht zu ziehen. Nicht, weil ich nicht unter einem entsprechenden Leidensdruck gestanden hätte, sondern weil ich mich einfach noch zu jung dafür fühlte, aus dem Arbeitsleben auszuscheiden. Außerdem glaubte ich nicht daran, dass das meine Lebenssituation wesentlich verbessern würde. Ich wusste ja, dass ich während meines Urlaubs genauso schwer betroffen war wie während der Arbeitszeit, mitunter sogar noch extremer. Durch die Arbeit war ich abgelenkt und erfuhr ein Stück Normalität, die mir half, besser mit der Krankheit fertigzuwerden. Außerdem empfinde ich eine starke Betriebszugehörigkeit und identifiziere mich sehr mit der sozialen Einrichtung, in der ich tätig bin. In meinen eigenen vier Wänden war ich viel mehr auf die Krankheit fokussiert, mit anderen Worten: Es drehte sich mehr oder weniger alles um die Migräne, und ich war nicht gut darin, meine Konzentration auf andere Dinge zu lenken. Am Wochenende und im Urlaub nahm ich meine Krankheit oft viel stärker wahr, eben deshalb, weil mir die Ablenkung fehlte und ich mich viel mehr um meine emotionalen Bedürfnisse kümmern konnte. In der Freizeit hatte ich zwar die Möglichkeit, mich von der Außenwelt abzuschirmen, mich hinzulegen, auszuruhen und abzuschalten. Doch weniger Migräne hatte ich deshalb leider auch nicht, sie nahm eher noch mehr Raum ein. Insofern glaubte ich auch nicht daran, dass ein vorgezogener Ruhestand mir bei der Bewältigung meiner gesundheitlichen Probleme hätte helfen können. Es wäre mir auch so vorgekommen, als würde ich innerlich aufgeben und das Handtuch schmeißen, und das kam für mich nicht in Betracht.

Meine Diagnose ‚Migräne ohne Aura' blieb in Bad Zwesten bestehen, was mich ein wenig enttäuschte. Insgeheim hatte ich gehofft, dass ich mehr darüber erfahren würde, warum ich unter dieser extremen Übelkeit litt. Ich kannte niemanden, bei dem die Übelkeit so stark ausgeprägt war wie bei mir. Aber vielleicht gab es dafür auch keine besondere Erklärung. Wir stellten ja immer wieder fest, wie unterschiedlich die Gewichtung der verschiedenen Symptome bei jedem einzelnen war. Bei mir drückte offenbar irgendetwas ein wenig mehr auf eine Schaltstelle im Brechzentrum. Ich nahm es erst mal so hin, aber losgelassen hat mich das Thema nicht. Ich habe immer geahnt, dass es da noch etwas Spannendes geben könnte, auf das ich bald stoßen sollte ...

In der Schmerzgruppe gab es eine Frau, die erst Mitte zwanzig war. Sie erklärte, dass sie täglich unter Migräne litt. Sie sah sich dazu gezwungen, permanent eine dunkle Sonnenbrille zu tragen, um sich vor dem grellen Tageslicht zu schützen. Es tat mir so unfassbar leid für sie. Noch so jung und schon so stark von Migräne betroffen, dachte ich. Tägliche Anfälle, unvorstellbar! Ich konnte damals ja nicht ahnen, dass sich der

Verlauf meiner Migräne innerhalb weniger Jahre ähnlich dramatisch entwickeln würde ...

Es war für mich das erste Mal, dass ich so viele schwer betroffene Migränepatienten auf einmal sah. Ich hatte mich zwar in Bremen längst einer Migräne-Selbsthilfegruppe angeschlossen, aber wir sahen uns nur einmal im Monat und nie länger als maximal zwei Stunden am Stück. Außerdem kamen diejenigen, die gerade einen schlechten Tag hatten, gar nicht erst zum Gruppentreffen. In Bad Zwesten war das anders. Wir sahen uns täglich. Wir erlebten uns in jedem Zustand. Mit Migräne und ohne Migräne. Migräne in der Vorbotenphase, Migräne in der Auraphase, Migräne in der Kopfschmerzphase, Migräne in der Rückbildungsphase und schließlich wieder im ‚Normalzustand' – ohne Migräne. Vier Wochen lang konnten wir uns gegenseitig beobachten und vergleichen, und das tat ich auch. Ich stellte fest, wie ähnlich wir uns in unserem Verhalten, Denken und Fühlen waren, aber nicht aufgrund einer angeblichen Migränepersönlichkeit, sondern aufgrund der Tatsache, dass wir unter ähnlichen Funktionsstörungen litten und mit den Folgen, die sich daraus ergaben, zurechtkommen mussten. Das Wertvollste an diesem Reha-Aufenthalt war für mich daher dieser großartige Zusammenhalt unter den Patienten und die Entdeckung unserer Übereinstimmungen. Es entstand im Laufe der Zeit eine unglaubliche Solidarität und ein tiefes Verständnis füreinander. Später fand ich diese Art Gleichklang in der Kieler Migräne Community und in der Schmerzklinik Kiel wieder. Das Interessanteste war für mich, mir die Vorher/Nachher-Gesichter anzuschauen. Der Gesichtsausdruck der Patienten im Normalzustand und unter dem Einfluss der Migräne. Das ist ein erheblicher Unterschied. Am Abend sah man eine Person, die fröhlich und unbeschwert in der Sitzecke auf der Station, dem sogenannten Wohnzimmer, lachte und herumalberte. Und am nächsten Tag sah man dieselbe Person zusammengesunken und in sich gekehrt über den Flur schlurfen. Das Gesicht bleich und verzerrt. Mit geschultem Blick sieht man sofort, dass jede Bewegung anstrengt und Schmerzen verursacht. Alles scheint in Zeitlupentempo zu geschehen. Der Mensch wirkt wie verwandelt, und das ist er auch. Es kommt unter dem Einfluss der Migräne zu einer regelrechten Wesensveränderung. Viele verstummen und kapseln sich ab, andere wirken sehr gereizt und sind eher konfrontativ. Von mir kenne ich beides. Das Innere kehrt sich mitunter nach außen. Die betroffene Person umgibt eine bestimmte Aura – die nichts mit der Migräneaura zu tun hat – aber es schimmert durch, wie stark sie unter der Migräne leidet. Jeden Morgen beim Frühstück zogen wir Bilanz. Wer hatte das Pech, mit Migräne aufgewacht zu sein und wer war verschont geblieben? Manche, die es ganz schlimm erwischt hatte, mussten im Bett bleiben und tauchten gar nicht erst im Speisesaal auf. Das starke Mitgefühl und die große Rücksichtnahme unter den Patienten mitzuerleben war, wie gesagt, eine ganz wertvolle und berührende Erfahrung für mich.

Ich lernte in der Klinik einen ganz lieben Menschen kennen, meine Freundin Mareike. Sie litt unter Symptomen, die an einen Schlaganfall erinnern. Ihr war schwindelig und sie hatte Gleichgewichtsstörungen. Ihr Gang war unsicher und sie ist, bevor sie in die Klinik kam, nicht einmal mehr in der Lage gewesen, selbstständig zu laufen. Mareike litt unter unerträglichen

Dauerkopfschmerzen und hatte zeitweilig Sehstörungen und Probleme, sich zu artikulieren. Sie erhielt die Diagnose Hirnvenenthrombose. Dabei bilden sich Blutgerinnsel in einer der größeren Venen des Gehirns. Mareike sollte in der Reha stabilisiert und auch auf Multiple Sklerose (MS) getestet werden.

Mareike und ich mochten uns auf Anhieb und freundeten uns schnell miteinander an. Eines Abends, als sie in schlechter emotionaler Verfassung war, bot ich ihr eine Shiatsu-Massage an. Es freute mich sehr zu sehen, dass es ihr anschließend besser ging. Ich bot mehreren Patienten – selbstverständlich unentgeltlich – eine Massage an. Eine Frau berichtete mir, dass sie nach der Behandlung viel besser geschlafen habe als sonst. Über dieses Feedback freute ich mich sehr. Shiatsu ist natürlich kein Allheilmittel. Aber die Massage kann wärmen, trösten und beruhigen und anscheinend auch schlaffördernd wirken.

Am Abreisetag nahmen wir alle schweren Herzens Abschied voneinander. Besonders schwer fiel es mir natürlich, dass ich Mareike zurücklassen musste. Sie musste noch länger in der Einrichtung bleiben. Wir lagen uns in den Armen, und es kullerten ein paar Tränen. Mareike hatte mir den Spitznamen ‚Muddi' gegeben, und so fühlte ich mich in den zwei Wochen auch. Ich hatte auf meine Freundin aufgepasst wie eine Mutter auf ihre Tochter und war in die Rolle der Beschützerin geschlüpft. Doch nun gingen wir wieder getrennte Wege und ich musste zurück in mein Alltagsleben. Mareike und ich haben bis heute Kontakt gehalten und versuchen, uns in gewisser Regelmäßigkeit zu sehen.

Meine Freundin ist inzwischen selber Mutti und erfreut sich zum Glück wieder bester Gesundheit.

14. Die innere Ablehnung einer anerkannten Behinderung

Dass Migräne eine schwere Behinderung darstellt, hatte ich zwar im Umgang mit dieser Erkrankung zur Genüge erlebt, aber ich lehnte es ab, das so klar zu benennen. Ich empfand das als Stigmatisierung, mit der ich erst mal nichts zu tun haben wollte. Ich war doch nicht behindert? Oder doch? Heute ist das für mich nicht mehr nachvollziehbar, und ich empfinde es als dumm-stolz. Aber damals tat ich mich richtig schwer mit diesem Begriff. Wie bereits erwähnt, glaube ich, dass es Zeit braucht, bis man sich selbst eingestehen kann, wie stark man tatsächlich betroffen ist. Es ist schwer, das einzusehen, weil man es einfach nicht wahrhaben will. Viele Betroffene fürchten sich zudem vor Ausgrenzung und Entwertung und entwickeln Minderwertigkeitsgefühle.

Zum Glück wurde mir im Laufe der Kur die Angst vor dieser Auseinandersetzung genommen und mir ist klar geworden, dass es etliche Vorteile bietet, einen Antrag auf Feststellung des Behindertengrads zu stellen und dass es unklug wäre, darauf zu verzichten. Schließlich geht es dabei auch um die Anerkennung, dass es sich bei Migräne um eine ernst zu nehmende Beeinträchtigung handelt, die Auswirkungen auf alle Lebensbereiche hat und es nicht um ‚ein bisschen Kopfweh' geht, wie viele Menschen meinen, die sich mit der Erkrankung nicht auskennen.

In der Kur habe ich erfahren, dass der Gesetzgeber eine Behinderung folgendermaßen definiert: Es ist ein Zustand, der länger als sechs Monate anhält und in dem körperliche Funktionen, geistige Fähigkeiten oder die seelische Gesundheit von dem für das Lebensalter üblichen Zustand abweichen. Durch ihre körperlichen und/oder geistigen Handicaps oder schweren Erkrankungen werden Betroffene an der Teilhabe in der Gesellschaft gehindert oder beeinträchtigt. Die Schwere ihrer Beeinträchtigung wird durch den Grad der Behinderung (GdB) angegeben. Ab einem GdB von 50 gilt man als schwerbehindert und kann einen Schwerbehindertenausweis beantragen. Es ergeben sich leichte Steuervorteile und ein besserer Kündigungsschutz. Man kann außerdem früher in Rente gehen und hat Anspruch auf fünf zusätzliche Urlaubstage pro Jahr.

Bei Feststellung einer chronischen Migräne kann die Einstufung der Behinderung zwischen 50 und 60 Grad betragen. Wenn noch andere Krankheiten oder Behinderungen vorhanden sind, wird ein Gesamtgrad der Behinderung ermittelt, wobei die einzelnen Grade nicht addiert werden. Der Gesamtgrad wird nicht nach Schweregrad der einzelnen Behinderungen ausgemacht, sondern danach entschieden, wie die Beeinträchtigungen sich gegenseitig beeinflussen und auf den Lebensalltag auswirken.

Unter bestimmten Bedingungen litt ich immer mal wieder unter atypischem Gesichtsschmerz, der sich insbesondere bei Erkältungen und unbehandelter Migräne bemerkbar machte. Da bei mir im siebten Lebensjahr auch eine starke Sehschwäche (Amblyopie/Schwachsichtigkeit) diagnostiziert wurde und ich nur zehn Prozent Sehkraft auf meinem rechten Auge habe, würde dies sicher bei der Anrechnung eine Rolle spielen. Erst in der Kur wurde mir klar, dass meine Amblyopie durchaus auch Auswirkungen auf die Migräne haben könnte. Man sollte den Einfluss der Augen nicht unterschätzen. Migränepatienten, die schielen, sollten die Fehlstellung der Sehachse korrigieren lassen. Da das Gehirn zwei Augenbilder zusammenfügen muss, sollte das Bild übereinstimmen. Ansonsten kann das zu einem Sehstress führen, der wiederum die Migräne triggern könnte. Ich empfehle daher eine exakte Untersuchung und gegebenenfalls die entsprechende Anpassung beim Augenarzt. Aber das nur am Rande.

Ich besprach mich mit meinem Neurologen und meiner Hausärztin, und wir beantragten einen GdB beim Versorgungsamt. Sowohl Dr. X als auch Frau G. schrieben ein Gutachten für mich.

Meine Hausärztin begleitete mich sehr intensiv in dieser Phase. Ich erlebte sie immer als sehr engagiert, gründlich und tiefschürfend. Ihre Herangehensweise kommt meiner Vorstellung von ganzheitlicher Behandlung schon sehr nahe. Frau G. sieht sehr genau hin, macht sich viele Gedanken über ihre Patienten und stellt weitreichende Fragen. Auch jetzt analysierte sie meine Situation und versuchte, mir wertvolle Denkanstöße zu geben. Eine so starke Anteilnahme habe ich bisher selten erlebt. Dass sich eine Hausärztin so viel Zeit für ihre Patienten nimmt, ist wirklich sehr ungewöhnlich und lobenswert.

Frau G. durchschaute sofort, wie schwer es mir fiel, meine Behinderung anzunehmen und dass es für mich unvorstellbar war, in Frührente zu gehen. „Warum haben Sie damit solch ein Problem?", wollte sie wissen. Ich zuckte mit den Schultern und schaute etwas beschämt auf den Boden. In dem Moment brachte ich kein

Wort heraus. Ich wusste einfach nicht, was ich dazu sagen sollte. Das Thema war mir unangenehm. „Sie sind sehr pflichtbewusst und zielstrebig. Kann es sein, dass Sie Angst davor haben, nicht als vollwertiges Mitglied der Gesellschaft anerkannt zu werden?", fragte sie geradeheraus. Ich blieb immer noch stumm, und sie legte nach: „Ich glaube, dass die Vorstellung für Sie unerträglich ist, dass Sie nicht mehr in der Lage dazu sind, einer bezahlten Arbeit nachzugehen. Sie definieren sich ganz stark über Ihr Leistungsvermögen. Wenn Sie dem Arbeitsmarkt als Arbeitskraft nicht mehr zur Verfügung stehen, ist das für Sie der Weltuntergang. Wie wäre es, wenn Sie von Ihrem hohen Leistungsanspruch mal ablassen, Frau Deike?" Ich sah sie mit großen Augen an und sie redete weiter auf mich ein. „Sie sind und bleiben als Mensch wertvoll, ob Sie nun arbeiten gehen oder nicht. Vergessen Sie eins nicht: Durch Ihre Erkrankung sind Sie sehr stark beeinträchtigt und müssen mit Ihren Kräften haushalten. Machen Sie sich das bitte bewusst." Ich war sehr verwundert. Machte ich einen so verbissenen und ehrgeizigen Eindruck auf Frau G.? Doch so langsam löste sich meine Zunge. „Ich mache mein Selbstwertgefühl nicht von meiner Leistungsfähigkeit abhängig", entgegnete ich ruhig. „Ich arbeite wirklich gern. Außerdem gibt mir mein Beruf Halt. Die Arbeit strukturiert meinen Tagesablauf und lenkt mich von der Übelkeit ab. Was soll ich denn den ganzen Tag allein zu Hause machen? Ich würde viel zu sehr um die Krankheit kreisen und vermutlich in Selbstmitleid zerfließen. Damit tue ich mir auch keinen Gefallen." Sie nickte, aber ließ dennoch nicht locker. „Aber Sie wissen, dass Sie irgendwann vielleicht nicht mehr in der Lage sein werden, einer Vollzeitbeschäftigung nachzugehen?" „Ja! Das weiß ich", sagte ich. „Aber das ist jetzt noch kein Thema. Ich kann mir das zurzeit tatsächlich noch nicht vorstellen, und ich will es auch nicht." Frau G. sah mich durchdringend an. „Sie sind der einsamste Mensch, den ich kenne", sagte sie und warf mir einen mitfühlenden Blick zu. Mir entgleisten die Gesichtszüge, und ich war total baff. Wie kam sie denn jetzt plötzlich auf diese Einschätzung? Frau G. kannte weder meine persönlichen Verhältnisse noch hatte ich ihr jemals Grund zu der Annahme gegeben, dass ich mich von anderen Menschen im Stich gelassen fühlte.

Spielte meine Ärztin vielleicht nur auf eine gewisse innere Einsamkeit an, mit der alle chronisch Kranken mehr oder weniger zurechtkommen müssen? Die Art von Einsamkeit, die in der Natur der Krankheit begründet liegt, weil es einem mitunter so unfassbar schlecht geht? Man ist ja notgedrungen ziemlich auf sich allein gestellt und kann sich dadurch innerlich in der Tat auch sehr einsam fühlen.

Oder hatte Frau G. den Verdacht, dass ich von Freundinnen und der Familie nicht genug Rückhalt habe und tatsächlich sozial isoliert bin? Ich wusste einfach nicht, wie ich ihre Bemerkung einschätzen sollte, also ließ ich sie unkommentiert im Raum stehen. Mir kam es so vor, dass Frau G. noch nicht richtig erfasst hatte, was es bedeutet, mit Migräne zu leben. Dass das Leben mit dieser Krankheit mehr oder weniger eine ständige Auseinandersetzung mit ganz verschiedenen Wesenszügen ist. Dass die Migräne gewissermaßen zwei Persönlichkeiten erschafft, die unterschiedlicher nicht sein könnten.

Eine unbehandelte Migräne erfordert zwangsläufig den sozialen Rückzug und, wenn man so will, die Einsamkeit. Aber das heißt doch nicht gleich, dass ich deswegen im Abseits stehe, geschweige denn ein grundsätzlich einsamer Mensch bin. Ich erwähnte ja bereits, dass ich meine Ärztin für sehr engagiert halte, aber manchmal war sie etwas übereifrig. Ich finde sie trotzdem großartig!

Als ich wenige Wochen später meinen Bescheid vom Versorgungsamt erhielt, mischten sich große Freude mit Traurigkeit. Ich hatte wie erwartet einen GdB von 50 erhalten, der zudem unbefristet war. Dass hieß für mich, dass meine Krankheit und das Leid, das mit ihr verbunden war, vom Versorgungsamt voll anerkannt wurde. Der Vermerk ‚unbefristet' machte jedoch auch deutlich, dass keine Besserung in Aussicht gestellt wurde. Es kam mir in dem Moment so vor, als hätte man mich ein für alle Mal aufgegeben. Mir wurde klar, dass ich mich genau aus dem Grund so schwer damit getan hatte, den Antrag zu stellen. Das war der Knackpunkt! Ich las nun schwarz auf weiß, dass ich ‚unbefristet' unter chronischer Migräne litt und nicht davon ausgegangen wurde, dass ich sie je wieder loswerden würde. Ich wurde jetzt ganz offiziell als ‚hoffnungsloser Fall' abgestempelt, zumindest kam es mir in dem Moment so vor. Diese Vorstellung war sehr schmerzhaft. Das musste ich erst mal verkraften. Über die Anerkennung der Behinderung und die Vorteile, die sich daraus ergaben, konnte ich mich erst freuen, nachdem ich diesen kleinen Schock überwunden hatte und gelernt hatte, mit dem Thema gelassener umzugehen.

Es dauerte im Grunde genommen etliche Jahre, bis ich die Tatsache akzeptieren konnte, an einer derzeit unheilbaren Krankheit zu leiden. Meine chronische Erkrankung zu akzeptieren bedeutet für mich, dass ich mich nicht mehr krampfhaft dagegen auflehne und verzweifelt nach einer Wunderbehandlung suche. Wenn ich von meiner ‚unheilbaren Krankheit' spreche, verwende ich allerdings immer den Zusatz ‚derzeit'. Es handelt sich um eine derzeit unheilbare Krankheit! Die Medizin macht so viele Fortschritte. Ich bin längst nicht mehr hoffnungslos, sondern vertraue darauf, dass in Zukunft noch bessere und wirksamere Methoden und Medikamente entwickelt werden, um die Zahl der Anfälle zu verringern und das Ausmaß der Beschwerden zu beeinflussen. Bis es so weit ist, muss man mit den Erkenntnissen, Verhaltensregeln und Medikamenten leben, die gemäß der Leitlinie bereits zur Verfügung stehen.

Fest steht: Ich leide unter einer schweren Behinderung. Aber ich kann inzwischen dazu stehen und habe gelernt, damit zu leben. Die Bezeichnung ‚Behinderung' hat ihren Schrecken zum Glück verloren. Behindert zu sein ist keine Schande. Meine Behinderung durch die Migräne gehört zu mir. Ich erlebe sie ohnehin jeden Tag, wieso sollte ich das nicht amtlich machen und wenigstens die paar Vorteile nutzen, die sich daraus ergeben?

15. Die Würde des Menschen ...

‚Würde' ist bei einer Migräneerkrankung, die mit schwerem Erbrechen einhergeht, so ein Thema für sich, deshalb widme ich diesem Punkt ein ganzes Kapitel. Es ist zunächst einmal entwürdigend, sich ständig übergeben zu müssen. Wer konfrontiert sich schon gern damit? Niemand will sich etwas darüber anhören. Kein Mensch möchte sich das auch nur bildlich vorstellen, geschweige denn dabei zusehen. Wenn man sich ein Bein bricht, kann man sicherlich auf mehr Resonanz hoffen. Jemand mit einem gebrochenen Bein wird darauf angesprochen und in die Gemeinschaft einbezogen. Man malt hübsche Schmetterlinge oder lustige Strichmännchen auf das Gipsbein und fragt interessiert nach, wie sich der Unfall zugetragen hat und will alles darüber wissen. Wer nimmt nicht gern Anteil daran?

Erbrechen hingegen ruft Ekel hervor. Man möchte eigentlich nichts damit zu tun haben und hält sich von der Person fern, als würde Ansteckungsgefahr bestehen. Im Falle einer Magen-Darm-Erkrankung ist das ja durchaus auch gerechtfertigt.

Erbrechen ist in der Tat widerlich, nicht nur für andere, sondern auch für mich selbst. Erbrechen ist peinlich und äußerst uncool. Erbrochenes riecht unangenehm und sieht höchst unappetitlich aus. Es hält die Menschen in der Tat auf Abstand und zwingt mich in die Isolation. Es gibt Dinge, die möchte man lieber allein über sich ergehen lassen, und auch das ist schon schlimm genug. Ich erinnere mich daran, dass mein damaliger Freund mir manchmal ins Badezimmer folgte und mir den Kopf halten wollte, wenn ich mich übergeben musste. Ich fand das zwar unglaublich fürsorglich und war beeindruckt davon, dass er sich in dieser prekären Situation nicht von mir abwandte, aber ich schickte ihn trotzdem weg. Ich will nicht, dass mir jemand dabei zusieht. Es ist schon deprimierend genug, dass es vorkommt, dass man sich vor anderen übergeben muss. Aber Zuschauer in den eigenen vier Wänden? Das möchte ich dann doch nicht.

Ich erinnere mich noch sehr gut an die Zeit vor der Diagnosestellung. Es ist mir auf dem Weg zur Arbeit mehrere Male passiert, dass ich den Bus verlassen musste, weil mir plötzlich extrem schlecht wurde. Man findet sich dann im besten Falle auf einer Wiese, vor einem Busch oder mitten auf dem Gehweg wieder, um seinem Brechreiz nachzugeben. Ich weiß noch genau, wie peinlich mir das jedes Mal war. Es ist nicht immer zu vermeiden, dass fremde Leute etwas davon mitbekommen. Wenn man sich als erwachsener Mensch in der Öffentlichkeit übergeben muss, vermuten die meisten Leute, dass man betrunken ist. Die Leute assoziieren damit sofort Alkoholexzesse und somit Eigenverschuldung. Kaum jemand wird denken: Oh, die Ärmste leidet sicher unter Migräne! Es ist ein ungutes Gefühl, mit einer Krankheit geschlagen zu sein, die in der Öffentlichkeit und, ehrlich gesagt, auch bei mir selbst so viel Abscheu auslöst.

Oma Deike hatte eine totale Abneigung gegen das Erbrechen. Sie hatte immer Angst davor, dass ihr übel wird und sie sich übergeben muss, und sie hatte gleichfalls die Befürchtung, anderen dabei zusehen zu müssen. Es gibt sogar einen speziellen Begriff für die Angst vor dem Erbrechen. Man nennt das ‚Emetophobie'. Die

Kombination von Emetophobie und meiner Form der Migräne wäre eine denkbar schlechte. Kaum auszudenken. Ich weiß nicht, ob es Menschen gibt, die unter beiden Störungen leiden. Dass meine Oma sich so stark gegen das Erbrechen gesträubt hat, wäre vermutlich ein gefundenes Fressen für meine fleißigen Hobbypsychologen. Das hieße dann, dass ich unter dem Erbrechen leide, weil meine Oma es sich verboten hat. Die Psychologie ist so unfassbar kreativ, und weil ich auch sehr einfallsreich bin, mische ich auch ganz gern hier und da mal mit. Aber was zu weit geht, geht zu weit. Wie erklärt es sich nur, dass Millionen von Menschen während eines Migräneanfalls unter starkem Erbrechen leiden, ohne eine entsprechende phobische Verwandte in der Ahnenreihe vorweisen zu können? Dass ich dieses ‚Familiengeheimnis' nun gelüftet habe, wird die Hobbypsychologen dennoch zu weiteren Spekulationen verleiten, da bin ich mir sicher. Ich kann meine Oma verstehen, dass sie mit dem Erbrechen nichts zu tun haben wollte. Das geht mir genauso. Aber diesen ‚Luxus', mich so vehement dagegen aufzulehnen, kann ich mir partout nicht leisten, dafür bin ich zu oft davon betroffen.

Wir leiden aber keinesfalls unter Migräne, weil wir die Probleme unserer Vorfahren ausbaden bzw. begreifen und lösen müssen. Ich halte es auch für ausgeschlossen, dass wir von Gott bestraft oder geprüft werden. Ich glaube auch nicht, dass wir in unserem heutigen Leben für die Sünden eines vergangenen Lebens büßen müssen. Wir haben einfach das Pech, mit der Migränebereitschaft geboren worden zu sein! Nicht mehr und nicht weniger. Dennoch weiß ich, dass es immer Menschen geben wird, die alles auf die Psyche, das kollektive Bewusstsein oder eine höhere Macht abwälzen. Das kann ich nicht verhindern. Aber es muss alles dafür getan werden, damit Betroffene sich diesen Schuh nicht anziehen und sich womöglich mit Schuldgefühlen herumschlagen oder sich gedemütigt fühlen. Mit Migräne leben zu müssen, ist ohnehin schon eine schwere Last. Es bringt nichts, nach psychologischen, esoterischen oder religiösen Erklärungen suchen zu wollen. Ich empfinde es als Taktlosigkeit, wenn man versucht, mir einzureden, dass meine Migräne ein ‚Schrei aus der Seele' ist. Ich kann dazu nur sagen: Behaltet eure Weisheiten für euch und lest das Buch von Prof. Göbel. Dann wisst ihr Bescheid!

Wenn mir Leute heute dumm kommen, was zum Glück immer seltener geschieht, beginne ich sofort damit, ihnen die hirnorganischen Zusammenhänge zu erklären. Meistens ist dann Ruhe. Man kann also sagen, dass meine Würde hauptsächlich darin besteht, sie eifrig zu verteidigen. Das gelingt mir am besten durch Aufklärung und selbstbestimmtes Auftreten. Manchmal wollen die Leute aber auch einfach nichts dazulernen, sondern lediglich stänkern. In solchen Fällen rate ich über den Dingen zu stehen oder gegebenenfalls entsprechend zu kontern.

Natürlich bin ich auch darauf bedacht, nach Möglichkeit dafür zu sorgen, dass niemand mitbekommt, wenn ich mich übergeben muss. Gleichzeitig komme ich nicht umhin, mir selbst auch immer wieder vorzubeten, dass es keine Schande ist zu erbrechen. Es ist ein Schutzreflex des Körpers, daran ist nichts Verwerfliches. Ich muss mich nicht dafür schämen, denn ich kann schließlich nichts dafür. Warum mir das trotzdem so schwerfällt, ist hoffentlich deutlich geworden.

Es gibt drei Ausnahmen, bei denen die meisten Leute mehr Verständnis zeigen: bei kindlichem Erbrechen, bei einer Schwangerschaftsübelkeit und dem Erbrechen bei einer Chemotherapie. Letzteres geschieht in der Regel natürlich auch hinter verschlossenen Türen und nicht auf der grünen Wiese oder im eigenen Vorgarten. Erbrechen auf offener Straße löst Widerwillen aus und wird höchstens noch von öffentlicher Darmentleerung übertroffen.

Dass es nicht gut ankommt, wenn man in Anwesenheit anderer erbricht, verstehe ich sehr gut. Aber vielleicht sollte man beim nächsten Mal, wenn man auf der Straße einen Menschen sieht, der sich übergeben muss, nicht sofort annehmen, dass Alkohol im Spiel ist. Damit wäre bereits viel gewonnen. Die Würde ist durch die Symptome dieser Krankheit schon angegriffen genug. Ich wünsche mir daher in dieser Angelegenheit etwas mehr Respekt, Diskretion und Verständnis, und ich denke, das ist nicht zu viel verlangt.

16. Kreativität

Kreativität kann sehr hilfreich sein, um einer Krankheit wie Migräne effektiv entgegenzuwirken. Schöpferische oder gestalterische Tätigkeiten sind anregend, setzen Kräfte frei, bieten Ablenkung und spornen an. Die Aufmerksamkeit verlagert sich und lenkt den Blick auf unsere kreativen Stärken. Musische Hobbys können Spannungen abbauen und zu einer tiefen inneren Befriedigung führen. Freizeitaktivitäten, die eine hohe Konzentration erfordern, können maßgeblich dazu beitragen, dass die gesundheitlichen Beschwerden in den Hintergrund treten. Das funktioniert tatsächlich. Ich kann das nur jedem empfehlen.

Ob Malerei, Bildhauerei, Schnitzen, Töpfern, Fotografieren, Tanzen, Theaterspielen, Musik machen, Singen, Handarbeit oder das Schreiben, es gibt eine Vielzahl an Möglichkeiten, sich kreativ auszudrücken und sich handwerklich und/oder künstlerisch zu betätigen. Man muss nicht unbedingt viel Talent mitbringen. Wichtig ist, dass man Freude dabei empfindet und sich richtig reinkniet. Man sollte voller Begeisterung seine Interessen wahrnehmen, natürlich ohne Druck aufzubauen oder zu starken Ehrgeiz zu entwickeln. Ich bin mir sicher, dass nahezu in jedem Menschen kreatives Potenzial schlummert. Man muss nur herausfinden, was einem liegt. Ich bin beispielsweise handwerklich total unbegabt, deshalb habe ich mir Hobbys gesucht, die keine große Fingerfertigkeit erfordern.

2013 entdeckte ich das Improtheater für mich. Ich nahm einige Jahre Schauspielunterricht und leitete im Rahmen meiner sozialpädagogischen Tätigkeit selbst mehrere Improtheatergruppen für Kinder und Jugendliche. Bei dieser Theaterform werden Szenen ohne vorgeschriebene Dialoge spontan entwickelt. Die Ideen werden aus dem Publikum oder während der Proben von Mitspielern reingerufen. Mit diesen Vorgaben entstehen dann die unterschiedlichen Spielszenen. Was mir an der Improvisation so unwahrscheinlich gut gefällt, sind die Spontanität, die kindliche Spielfreude, die Vielfältigkeit in den Darstellungen, die Fantasie, die Überraschungsmomente, der Wortwitz und nicht zuletzt die sprudelnde, mitreißende Energie auf der Bühne. Man kann in verschiedene Rollen schlüpfen, mit denen man im wirklichen Leben nichts am Hut hat und erschafft sich vorübergehend eine andere Identität. Improtheater eignet sich sehr gut dazu, der Alltagsrealität vorübergehend zu entfliehen. Man lernt außerdem Spielangebote anzunehmen und sich von Szene zu Szene auf die Mitspieler einzustellen. Das ist sowohl intellektuell als auch emotional eine Herausforderung. Ich bin ganz im Hier und Jetzt und muss sehr aufmerksam und geistesgegenwärtig auf alles reagieren, was auf mich zukommt. Improtheater ist das komplette Gegenteil von einem Migräneanfall! Vielleicht habe ich mir diese Theaterform deshalb ausgesucht. Es ist meine persönliche, friedvolle Kampfansage. Ich lass mich nicht unterkriegen, sondern bleibe möglichst spontan, wach und gutgelaunt – trotz Migräne. Ich bin bekennender Fan der ‚Schillerstraße', der witzigen Improvisationscomedy, die im Zeitraum von 2004 bis 2011 auf Sat.1 ausgestrahlt wurde. Selbstverständlich kann ich mich nicht mit einem Ralf Schmitz oder einer Cordula Stratmann vergleichen, da ich nur eine sehr durchschnittliche Amateurin bin. Aber mir bereitet das

Theaterspielen viel Vergnügen, und darauf kommt es an. Wenn ich auf der Bühne stehe, dann vergesse ich meine Sorgen für eine Weile und konzentriere mich ganz auf meine Rolle, und nur der Augenblick zählt. Es gibt beim Improtheater ein gutes Motto, das lautet: ‚Scheiter heiter!' Du lernst mit dem Scheitern umzugehen und einfach nur Spaß zu haben. Ein kurzes Versagen auf der Bühne ist nicht weiter tragisch. Wenn etwas misslingt, streicht man die Szene, richtet die Krone und macht weiter. Außerdem liebt es das Publikum, wenn etwas danebengeht. Es entwickelt durchaus eine gewisse Schadenfreude und amüsiert sich darüber, wenn man sich zum Deppen macht, nach Worten ringt und sich abstrampelt. Das Publikum freut sich aber noch viel mehr über jedes einfallsreiche Spielangebot. Man muss mit dem aufwarten, was nicht erwartet wird. Darin liegt im Prinzip der Reiz des Ganzen. Die Zuschauer wollen sehen, was sich die Schauspieler auf der Bühne alles einfallen lassen, um sich aus einer misslichen Lage zu befreien. Am besten bleibt man immer in Bewegung, physisch wie geistig. Aber auch eine offensichtliche Entgleisung wird eben nicht getadelt, sondern verziehen oder im besten Fall sogar bejubelt. Das ist das Schöne! Allerdings dürfen die Bruchlandungen nicht überhandnehmen, denn dann ist das nicht mehr komisch, sondern eher peinlich und ermüdend.

Ein weiterer Vorteil des Theaterspielens, der allerdings manchmal auch zum Nachteil werden kann, ist der Umstand, dass es sich um eine Gemeinschaftsaktion handelt. Man bricht aus dem Alltagstrott aus, kommt regelmäßig mit anderen Menschen in Kontakt und ist fest eingebunden in eine Gruppengemeinschaft. Theaterspielen ist zudem ein sehr intensives Gruppenerlebnis! Es entsteht ein Zugehörigkeitsgefühl, das dafür sorgt, dass man sich mit den Mitspielern auf kreative Weise verbunden und in der Gruppe aufgefangen fühlt. Der Nachteil für mich ist, dass ich aufgrund der Erkrankung nicht immer einsatzbereit bin. Mitunter fühle ich mich so schlapp und bin so unkonzentriert, dass ich einfach nicht die Energie aufbringe zu spielen. Ich habe aber das Glück, dass meine Theatergruppe viel Verständnis für mich hat und mich so nimmt wie ich bin.

Eine weitere gestalterische Kampfansage besteht für mich in dem kreativen Schreiben. Ich rücke meiner Krankheit schreibend zu Leibe und taste mit Bedacht nach mir selbst. Ich vermute, dass das jede Menge Glückshormone ausschüttet, denn immer, wenn ich schreibe, geht es mir emotional gleich viel besser. Der klare Vorteil des Schreibens ist, dass das im Alleingang zu bewerkstelligen ist und ich mich nicht mit anderen abstimmen muss. Ich schreibe, wenn ich die Energie dafür aufbringe und kann jederzeit eine Pause einlegen oder die Arbeit für den jeweiligen Tag beenden. Das nimmt mir den Druck, an festgelegten Tagen und zu festgelegter Stunde funktionieren zu müssen. Für mich als Migränepatientin ist das ideal. Man kann sagen, dass ich mir im Verlauf meiner Erkrankung meine Kindheitsträume erfüllt habe. Über Umwege bin ich doch noch Schauspielerin und Buchautorin geworden. Wer hätte das gedacht?

17. Vorbilder, Lebensglück und Lebensziele

Wenn wir an nichts mehr glauben,
uns an nichts mehr festhalten können,
wenn uns jede Orientierung fehlt
und wir keine Hoffnungen und Ideale mehr entwickeln,
wenn wir keine Werte mehr haben
und keine gemeinsamen Ziele mehr verfolgen ...
dann lohnt es sich auch nicht, sich für etwas einzusetzen und sich anzustrengen ...
aber was für eine trostlose und kaltherzige Welt wäre das?

Lebensvorbilder haben eine ganz wichtige Funktion im Umgang mit Lebenskrisen. Sie können uns zeigen, wie man schwere Schicksalsschläge, zu denen zweifellos auch chronische Krankheiten zählen, bewältigen kann.

Viele berühmte Persönlichkeiten litten unter Migräne. Dazu zählen: Friedrich Nietzsche, Wilhelm Busch, Richard Wagner, Sigmund Freud, Alfred Nobel, Karl Marx, Vincent van Gogh, Pablo Picasso, Salvador Dalí, Elisabeth Taylor, Hildegard von Bingen und Marie Curie. Es handelt sich um Menschen, die trotz dieser Erkrankung imstande waren, Herausragendes zu leisten und sich nie haben unterkriegen lassen. Nun bin ich gewiss kein Fan von Patriarchen wie Nietzsche oder Freud, aber dass sie unter Migräne litten, macht sie mir ein wenig sympathischer. Das gemeinsame Schicksal verbindet! Aktuell wenden sich immer mehr Prominente an die Öffentlichkeit und sprechen offen über ihre Migräneerkrankung. So weiß man beispielsweise über die Schauspielerinnen Jessica Biel und Katja Flint, dass sie Migräne haben. Auch der US-Schauspieler Ben Affleck erhielt diese Diagnose. Es ist ebenfalls bekannt, dass die Moderatorin Birgit Schrowange betroffen ist und dass der Komiker Hape Kerkeling als Kind sehr stark unter Migräne gelitten hat. Auch die englische Königin Elisabeth II. muss sich mit dieser Krankheit abfinden.

Oma Nittel, Opa Deike und meine wunderbare Großtante Mimi, die jüngere Schwester von Oma Deike, die eine ähnlich unverwüstliche Konstitution und Lebensbejahung hatte wie mein Großvater, waren meine persönlichen Helden im täglichen Überlebenskampf und echte Vorbilder in puncto Lebensbewältigung.

Meine Großtante Mimi war forsch und konnte zupacken und sich durchsetzen. Sie sprühte vor Energie und war ganz besonders zu uns Kindern sehr zugewandt und herzlich. Tante Mimi bewirtschaftete einen großen Garten und hatte ein Spargelfeld und jede Menge Hühner. Sie war in vielerlei Hinsicht unkonventionell. Tante Mimi fuhr Moped und genehmigte sich gern mal ein Schnäpschen. Was einige Leute im Dorf über sie tratschten, interessierte sie nicht. Ich bewunderte meine Großtante und sah zu ihr auf, seit ich denken kann. In ihrer Nähe fühlte man sich sehr geborgen und unbekümmert. Ihre gute Laune war ansteckend! Tante Mimi war auch sehr hilfsbereit, und ihre Unterstützung war im ganzen Ort gefragt. Dabei war Mimis eigenes Leben alles andere als leicht. Sie hat ihren ersten Mann im Krieg verloren, den zweiten an den Krebs. Ihr jüngster Sohn starb mit Anfang zwanzig durch einen tragischen

Verkehrsunfall wenige Tage vor seiner kirchlichen Trauung und hinterließ Frau und Kind. Mimis ältester Sohn starb ebenfalls noch zu ihren Lebzeiten. Sie selbst hatte mit mehreren Krebserkrankungen zu kämpfen ... Beide Männer tot, beide Kinder tot! Sie selbst vom Krebs gezeichnet! Doch immer, wenn ich sie sah, lächelte sie mich mit einer unglaublichen Herzenswärme an, und ich fragte mich: Woher nimmt diese Frau ihren Optimismus? In ihrem Wesen war keine Spur von Bitterkeit oder Lebensverunsicherung zu bemerken. Wie war es möglich, dass sie eine so unglaublich positive Ausstrahlung hatte? Wie schaffte sie es, sich immer wieder aufs Neue aufzurappeln und den Eindruck zu erwecken, es sei alles in bester Ordnung? Ich zolle ihr dafür den allergrößten Respekt! Tante Mimi war so tapfer und diszipliniert und trotzte bis zum Schluss allen Erschütterungen. Ich werde ihr immer ein ehrendes Andenken bewahren und ihre Stimme und ihr unvergleichliches strahlendes Lächeln hoffentlich niemals vergessen.

Papas Schwester Inge, meine Patentante, stand in ihrem Leben auch immer wieder vor großen Herausforderungen und hat sie vorbildlich bewältigt. Sie hat mit Migräne zwei Kinder großgezogen, mit meinem Onkel zusammen einen Bauernhof betrieben, ihre hilfsbedürftigen Schwiegereltern versorgt und schließlich auch noch viele Jahre ihren Mann gepflegt, nachdem er schwerkrank wurde. (Mein Onkel verstarb 2018.)

Auch mein Großonkel Viktor, der jüngste Bruder von Oma Nittel, ist ein ganz bemerkenswerter Mensch, vor dem man nur den Hut ziehen kann. Er ist neunzig Jahre alt, schmeißt den Haushalt noch selbst und pflegte mit unfassbarer Selbstverständlichkeit viele Jahre seine schwer an Demenz erkrankte Frau.

Da die Generation meiner Großeltern so viele Jahre von den Kriegsereignissen und harter Arbeit geprägt wurde und meine Großeltern überwiegend in sehr bescheidenen Verhältnissen lebten, erwuchs aus dieser Not, diesem Mangel, eine ganz starke Lebenskraft und Hinnahmebereitschaft, für die ich sie sehr bewundere. Meine Großeltern vermisse ich sehr, aber ich bin so dankbar dafür, dass sie so lange bei uns waren.

Opa Deike hatte im Oktober 2012 seinen hundertsten Geburtstag nur um wenige Tage verpasst, es aber tatsächlich ‚geschafft', an seinem einhundertsten Geburtstag in der Kapelle aufgebahrt zu werden. Das muss ihm auch erst mal jemand nachmachen. Sein lockerer, selbstironischer Spruch war immer: „Ich werde hundert Jahre alt, wenn ich nicht vorher sterbe." Er selbst hätte ganz bestimmt nicht erwartet, dass die Trauerfeier auf seinen dreistelligen Geburtstag fällt.

Oma Nittel ist am 12. November 2014 einhundert Jahre alt geworden. Sie war vom Sternzeichen Skorpion und hatte am gleichen Tag Geburtstag wie der fabelhafte ‚Loriot', Victor von Bülow. Oma verbrachte ihren Ehrentag im Kreis ihrer Familie, und wir hatten eine sehr schöne Feier. Sogar ihre Nichten und Neffen von nah und fern waren angereist. Noch nie war jemand aus der Familie so alt geworden. Aber ich wusste immer, wenn es jemand schafft, dann Oma Nittel. Zum Thema Sterben sagte sie immer: „Der Junge kann, der Alte muss. Es ist noch niemand hiergeblieben." Zwei Monate nach ihrem Geburtstag hat ihre Lebenskraft sie für immer verlassen. Oma verstarb, zum Glück ohne

Schmerzen, während eines einwöchigen Krankenhausaufenthalts. Mein Bruder kommentierte ihren Tod mit den Worten: „Oma hat alles im Leben erreicht, was sie sich vorgenommen hat. Ihr letztes Ziel war es, hundert Jahre alt zu werden. Dieser Wunsch hat sich erfüllt. Es gab kein weiteres Ziel mehr."

Wenn ich gefragt werde, warum ich glaube, dass meine Großeltern so alt geworden sind, dann fallen mir spontan folgende Gründe ein: aufgrund einer allgemeinen Verbesserung der Lebensbedingungen und einer guten ärztlichen Versorgung, wegen ihrer Robustheit und ihrer guten Konstitution, weil sie bis ins hohe Alter beweglich geblieben sind und weil das Herz so lange mitgemacht hat ...

Wenn das Leben einem übel mitspielt, zerbricht man daran oder man entwickelt Strategien gegen die Angst und die Ohnmacht und legt sich ein dickes Fell zu. Das ist eine psychische Wiederstandfähigkeit (Resilienz), die dabei hilft, jede weitere Hürde im Leben zu nehmen. Oma Nittel hat sich immer auf sich selbst verlassen, frei nach der Devise: ‚Wenn du eine hilfreiche Hand suchst, findest du sie am Ende deines Arms.' Ganz bestimmt hat Omas tiefer religiöser Glaube ihr immer wieder starken Lebensmut gegeben. Wenn ein Mensch überzeugt davon ist, dass er sicher durchs Leben geführt und von einer göttlichen Kraft getragen wird, ist das gewiss etwas, was ihm Stärke verleiht.

Opa Deike war meiner Ansicht nach eher dem weltlichen Leben zugetan und konnte der Kirche nicht so viel abgewinnen. Er hatte einen sehr feinen, aber einfachen Humor. Opa sagte immer mit einem Grinsen im Gesicht: „Über gute Menschen kann man nichts

Schlechtes sagen" und bezog das auf sich selbst. Ich glaube, dass mein Opa sein genügsames Leben sehr schätzte, vor allen Dingen, solange meine Oma, die er sehr liebte, noch an seiner Seite war. Aber auch nach ihrem Tod ließ er sich nicht gehen, sondern fügte sich bedingungslos in sein Schicksal. Ihm war klar, dass letztlich jede Ehe mit einer endgültigen Trennung endet. Er hat verstanden, dass jedes Glück vergänglich ist und nichts im Leben ewig hält. Opa sah den Tod als etwas Natürliches an und akzeptierte, dass einer vorangeht und der andere naturgemäß zurückbleiben muss. Ich könnte mir vorstellen, dass er in gewisser Weise erleichtert darüber war, dass meine Oma, die eine feinfühlige, dünnhäutige Gemütsverfassung hatte, nicht diejenige war, die allein zurückbleiben musste. Ich glaube, wenn mein Opa in Bezug auf den Tod ein Ziel hatte, dann war es das Ziel, Oma zu überleben. Denn wenn es etwas gab, was ihm das Herz hätte schwer machen können, dann der Umstand, seine zartbesaitete Frau nicht länger beschützen zu können. Meine Oma war zudem sterbenskrank und verstarb 2004 an den Folgen ihrer Darmkrebserkrankung. Für sie war dies eine echte Erlösung, und mein Großvater war erleichtert, dass ihr Leiden ein Ende hatte. Es rührte mich sehr zu sehen, wie liebevoll mein Großvater meine Oma in guten sowie in schlechten Tagen unterstützte und nicht von ihrer Seite wich.

Mein Opa war alles in allem einer der zufriedensten und freundlichsten Menschen, die mir bis jetzt begegnet sind. Er war eigentlich immer gut gelaunt, wenn ich ihn sah. Mein Opa hatte ein ausgeglichenes Wesen und ruhte in sich. Dass er so mit sich im Einklang war, hat sicher auch dazu beigetragen, dass er ein so hohes

Lebensalter erreicht hat. Er war zweifellos das, was man eine Frohnatur nennt, und mein Vater wird ihm mit zunehmendem Alter immer ähnlicher.

Oma Nittel war da etwas anders gestrickt. Sie hatte viel Feuer, einen herrlichen schwarzen Humor und eine starke Persönlichkeit mit Ecken und Kanten. Sie war ein Familienmensch und überaus fürsorglich und großzügig. Oma konnte jedoch auch sehr ärgerlich werden, wenn ihr jemand dumm kam. Aber das nahm ihr niemand krumm. Ich kenne kaum jemanden in der Verwandtschaft, der sich so großer Beliebtheit erfreute wie Oma Nittel. Sie wurde geliebt für ihre Authentizität, ihre Stärke, ihren Humor und ihre Hilfsbereitschaft. Obwohl sie sehr viel Power und einen starken Charakter hatte, haderte sie mitunter aber auch sehr mit ihrem Lebensschicksal. Man muss aber fairerweise dazu sagen, dass sie auch eine Menge zu verkraften hatte. Den Verlust ihres Mannes im Krieg – Opa Nittel galt seit 1945 als vermisst –, die Flucht und Vertreibung aus ihrer geliebten Heimat Bessarabien, dem heutigen Moldawien, die Ankunft in dem fremden ‚Heimatland' Deutschland und das Leben als Alleinerziehende mit drei kleinen Kindern in einer Umgebung, in der Flüchtlinge aus den Ostgebieten nicht gern gesehen waren und bei den Einheimischen keinen leichten Stand hatten. Außerdem musste Oma im Laufe ihres Lebens einige schwere Krankheiten überstehen. Aber sie hat es geschafft, all die Schwierigkeiten zu überwinden und die Aufgaben zu meistern, die das Leben an sie stellte. Den Verlust ihrer Heimat und den Tod ihres Mannes hat sie jedoch bis zu dem Zeitraum, als ihre Demenz stark zunahm und sie schließlich auch ihren Kummer vergessen ließ, nicht verwinden können.

Opas Kindheits- und Jugenderfahrungen – die prägenden Kriegserlebnisse aus zwei Weltkriegen – haben wohl maßgeblich dazu beigetragen, dass er die tragische Schicksalshaftigkeit des Lebens verstanden und verinnerlicht hat, denn er nahm schließlich immer alles so hin, wie es kam. Er hatte natürlich auch nicht mit derart starken persönlichen Verlusten zu kämpfen wie Oma Nittel. Aber ich glaube, dass er auch einfach ein ganz anderer Schlag Mensch war.

Wenn Opa Deike vom Krieg erzählte, dann sprach er nicht von Kälte, Erfrierungen, Angst, Hunger und dem täglichen Sterben um sich herum. Er sprach von der ‚schönen Zeit' in norwegischer Gefangenschaft, in der er mit den Kameraden die ganze Zeit Karten spielte und angeblich nichts auszustehen hatte. Verglichen mit seinen Brüdern war das natürlich das kleinste Übel. Ein Bruder ist gleich zu Kriegsbeginn gefallen und seine beiden anderen Brüder kamen als Spätheimkehrer aus russischer Gefangenschaft zurück. Ihm war also bewusst, dass es viel schlimmer hätte kommen können … Er hatte viel Glück im Unglück, und ich glaube, dass er das sehr wohl zu schätzen wusste. Bevor er – zwei Jahre vor seinem Tod – ins Pflegeheim kam, hat Tante Ursel die täglich anfallende Pflege ihres Vaters übernommen. Dadurch war es möglich, dass er bis ins hohe Alter von 98 Jahren im eigenen Haus wohnen bleiben konnte.

Es ist keine Seltenheit, dass Großeltern und Enkelkinder ein ganz besonders inniges Verhältnis zueinander haben. In der Regel sind die Oma und der Opa mit ihren Großkindern längst nicht so streng und konsequent, wie sie es mit ihren eigenen Kindern waren. Die Großeltern tragen in Erziehungsfragen nicht die gleiche

Verantwortung wie unsere Eltern und können nachsichtiger in vielem sein. Außerdem lernen wir sie in einem Lebensalter kennen, in dem sie oft schon gelassener sind und auch mal Fünfe gerade sein lassen. Was die Zeit mit den Großeltern so wertvoll macht, ist bestimmt auch die Tatsache, dass sie unser Heranwachsen geprägt haben und dass die gemeinsame Zeit naturgemäß so begrenzt ist. Dass ich überhaupt so viel Zeit mit meinen Großeltern verbringen konnte, ist außergewöhnlich und ein echtes Privileg, dessen bin ich mir bewusst. Schließlich haben viele in meinem Alter bereits den Tod eines Elternteils zu beklagen oder haben sogar schon Vater und Mutter verloren. Ich bin in der glücklichen Situation, dass meine Eltern noch leben und kann mit Stolz sagen, dass ich auch ein sehr gutes Verhältnis zu ihnen habe. Was ich an ihnen ganz besonders schätze, ist ihr starker Zusammenhalt. Überhaupt haben wir alle in der Familie einen ausgeprägten Familiensinn. Dieser familiäre Rückhalt war für mich immer spürbar und hat mich zweifellos stark gemacht.

Eine Empfehlung, die ich geben kann, ist, sich einmal ganz gezielt mit der antiken Weisheitslehre zu beschäftigen. Dazu zählen religiöse und nicht religiöse philosophische Schriften. Platon, Aristoteles, Sokrates, Homer, Konfuzius, Buddha und viele andere haben eine Menge kluge Empfehlungen und Denkanstöße über das Leben bzw. eine gesunde Lebensführung formuliert. Es kann sehr ermutigend und hilfreich sein, sich eingehend mit den Inhalten ihrer Lehren zu befassen, denn sie eröffnen uns interessante Betrachtungsweisen und führen uns auf eine tiefere Ebene des Verstehens. Man findet Trost und Kraft in diesen Schriften und begreift, wie alle zentralen Lebensthemen zusammenhängen und sich gegenseitig beeinflussen. Es bereitet mir Freude, lebensphilosophische Bücher und gute zeitgenössische Autobiographien zu lesen. Ich finde es spannend, was andere Menschen uns über das Leben beibringen können. Es steckt so viel Klugheit, Lebenserfahrung, Wertschätzung, Nächstenliebe und Bedeutsamkeit in vielen Werken. Ich finde, jede Lebenserinnerung ist interessant und lesenswert, wenn sie gut erzählt wird. Es zeigt sich dabei, wie ähnlich und verschieden wir Menschen doch sind. Manchmal taucht man in fremde Erlebniswelten ein, und es kommt einem fast so vor, als sei man selbst beteiligt. Die erste autobiographische Erzählung, die ich mit vierzehn Jahren las, war das Buch ‚Wir Kinder vom Bahnhof Zoo'. Ich hatte nichts mit dem Leben eines schwer drogenabhängigen Teenagers gemeinsam, und dennoch fühlte und fieberte ich mit Christiane F. mit wie mit einer guten Freundin.

Jeder Mensch muss sich damit abfinden, dass er sich früher oder später mit unangenehmen Lebensthemen auseinandersetzen muss, denn das bleibt niemandem erspart. Schmerz, Unglück, Krankheit, Tod und Trauer sind Teil des Lebens und kommen in jedem Leben vor, ob es einem gefällt oder nicht. Manche müssen sich nur früher, intensiver und häufiger damit befassen als andere, das ist der Unterschied.

Ich glaube inzwischen, dass vieles, was uns im Leben widerfährt, einen Sinn hat oder zumindest zu etwas genutzt werden kann, was Sinn macht. Alles ist mit allem verbunden und jeder Einzelne ist Teil dieser Verbindungskette. Der Dalai-Lama schreibt in seinem Buch

‚Der Weg zum Glück', Verlag Herder, Freiburg im Breisgau 2002, auf S. 63:

„Alle Menschen gehören gewissermaßen zu einer einzigen Familie. Es ist notwendig, dass wir die Einheit der Menschheit annehmen und Interesse und Fürsorge für alle zeigen – nicht nur für *meine* Familie oder *mein* Land oder *meinen Kontinent.*"

Ein tiefempfundenes Gemeinschaftsgefühl kann dazu beitragen, dass wir uns als Gesamtwerk begreifen. Wir sollten uns mehr füreinander interessieren, unsere Gemeinsamkeiten erkennen und uns gegenseitig unter die Arme greifen. Der Dalai-Lama weist darauf hin, dass alle Menschen dieser Welt zwei entscheidende Lebensziele haben, nämlich glücklich zu sein und Leid zu vermeiden.

Ob Menschen sich in erster Linie von der Religion oder der Spiritualität angezogen fühlen oder sich eher an naturwissenschaftliche Gesetzmäßigkeiten halten, ist eine ganz persönliche Entscheidung, und es steht mir nicht zu, diese zu bewerten. Ausschlaggebend ist, dass der Weg, den wir einschlagen, uns Lebenskraft gibt und uns ein Gefühl der inneren Verbundenheit vermittelt, das uns in einen harmonischen Einklang mit der Natur, mit den Tieren, mit anderen Menschen und natürlich auch mit uns selbst bringt.

Interesse und Fürsorge für alles zu entwickeln, was um uns herum ist, hat eine enorme spirituelle Kraft. Von dieser Kraft profitieren nicht nur die, denen geholfen wird, sondern auch diejenigen, von denen Hilfe ausgeht. Denn wer andern hilft, dem ist auch selbst geholfen. Ich finde den bekannten Vers von Marie Calm, den man häufig in alten Poesiealben liest, sehr treffend:

„Willst du glücklich sein im Leben,
trage bei zu andrer Glück,
denn die Freude, die wir geben,
kehrt ins eigene Herz zurück."

So simpel der Spruch auch sein mag, er enthält viel Wahrheit. Ich mag diese alten Verse, weil sie in wenigen Worten zusammenfassen, worauf es im Leben ankommt. Um wahres Lebensglück zu erreichen, ist es sicher wichtig, seine eigenen Interessen wahrzunehmen, aber ich finde es genauso wichtig, sich für andere Menschen einzusetzen. Und zwar immer wieder aufs Neue. Menschen brauchen einander! Sie sind aufeinander angewiesen. Jeder Eingriff, jede Veränderung im System ‚Mensch' hat Auswirkungen, so wie auch Veränderungen der Umwelt auf uns Einfluss nehmen. Wenn wir die Einflussnahme von Mensch zu Mensch und die Wechselbeziehung zwischen Mensch und Umwelt begreifen, dann sollte uns auch Folgendes klar sein: nämlich, dass diese gegenseitigen Beeinflussungen und Wechselbeziehungen das ganze Leben hindurch stattfinden und unser Selbstverständnis, unser Weltbild, die innere Einstellung, die Werte, das Befinden, das Verhalten und letztlich auch unsere Gesundheit prägen.

Wir brauchen – mehr denn je – allgemein verbindliche Werte und Normen, die das Zusammenleben regeln. Gesellschaftliche und ethische Werte gehen mehr und mehr verloren, das ist eine traurige Entwicklung, gegen die wir ansteuern sollten. Wir müssen unseren Wertevorrat wieder auffüllen und gemeinsame Ziele verfolgen. Ohne Wertebindung, gibt es keine Bindung an die Gemeinschaft. Ohne Bindung an die Gemeinschaft verliere ich letztlich die Verbindung zu mir selbst.

Gerade dann, wenn die Welt, in der wir leben, von außen und innen immer mehr bedroht wird, müssen wir sichtbare Zeichen der Versöhnung setzen. Das hat nichts mit Gutmenschentum zu tun, sondern sollte uns einfach ein inneres, menschliches Bedürfnis sein. Die meisten Leute haben keine Schwierigkeiten, klar zu benennen, wogegen sie Protest erheben, aber sie können nicht sagen, für was sie sich einsetzen und was sie zur Gesunderhaltung des Menschen und der Umwelt beitragen. Sie wissen auf Anhieb nicht einmal, was ihnen Freude bereitet und was ihr Leben ausmacht. Wenn man Zeit hat, darüber nachzudenken, fällt einem vielleicht noch etwas mehr dazu ein. Aber sollten diese Fragen nicht viel leichter zu beantworten sein?

Für die meisten Menschen in unserem Kulturkreis besteht das wichtigste Lebensziel wohl darin, eine Familie zu gründen und ein möglichst selbstbestimmtes und sorgenfreies Leben zu führen. Darüber hinaus suchen viele Sinn und Erfüllung in ihrem Beruf, ihren Hobbys oder in ihrem sozialen oder politischen Engagement. Für diejenigen, die noch Ideale haben, ist es sicher die Kombination aus alldem, was sie an persönlichen Beiträgen zum biologischen, kulturellen, sozialen und geistigen Leben beisteuern können. Viele kennen den starken Wunsch, der Nachwelt etwas von sich zu hinterlassen, was über den Tod hinaus Bestand hat. Man möchte seine Gene weitergeben, etwas Bedeutsames leisten, etwas Außergewöhnliches erleben oder ist einfach auch nur zufrieden mit dem, was man hat. Das mag alles ehrenwert sein, solange es einem selbst mit der Zielsetzung, die man getroffen hat, gut geht. Sollte das nicht der Fall sein, wird es Zeit, neue Perspektiven zu entwickeln. Es sollte nie zu spät sein für einen Richtungswechsel oder die Erweiterung seiner Lebensziele.

Wenn man chronisch krank ist, fallen die Wünsche und Zielsetzungen oftmals bescheidener aus. Auf lange Sicht gesehen halte ich es aber für angebracht, ruhig etwas mutigere Ziele ins Auge zu fassen. Ziele sind nur zu erreichen, wenn man ihnen auch die Chance einräumt, sie zu verwirklichen. Ansonsten ist das so, als würde man im Lotto gewinnen wollen, obwohl man nie einen Schein ausfüllt. Man muss der Gewinnchance schon ein Stück entgegenkommen, sonst wird das nichts.

Die Lebensziele, die ich mir gesetzt habe, liegen in der Bereitschaft, mich kreativ auszudrücken, mich immer wieder neuen Herausforderungen zu stellen, mich für andere Menschen einzusetzen und mich kontinuierlich weiterzuentwickeln und dazuzulernen. Von Vorteil ist, wenn das Gelernte auch eine praktische Anwendung findet, denn sonst bleibt es ‚totes' Material und nützt niemandem. Auf reines Bücherwissen zurückzugreifen ist so, als würde man sich immer nur Bilder von fernen Ländern anschauen, anstatt zu verreisen und sich die Orte, die einen interessieren, mit eigenen Augen anzusehen. Das Wichtigste und Spannendste im Leben ist die Lebenserfahrung, das eigene Erleben. Das findet sich nicht in Büchern oder in lebensphilosophischen Vorträgen, sondern nur im realen Leben selbst.

Bücher können immer nur Anregungen geben. Die Hauptarbeit liegt in der Lebenspraxis.

Es empfiehlt sich, sich eine kindliche Neugier und Lebenslust zu bewahren und den Geist und den Körper Zeit seines Lebens beweglich zu halten. Das gilt für alle Menschen in jeder Lebenslage, aber im Alter und in dem Zustand einer chronischen Erkrankung ist dies besonders wichtig. „Wer rastet, der rostet", hat Oma Nittel immer gesagt und stets dafür gesorgt, dass sie in Bewegung blieb. Das hat dazu geführt, dass sie mit fast achtzig Jahren noch in der Lage war, ihren Fuß bis zum Mund zu führen. Sie hätte buchstäblich an ihrem Zeh nuckeln können. Nebenbei bemerkt hatte ich diese körperliche Elastizität schon mit dreißig Jahren nicht mehr. Oma konnte bis ins hohe Alter bei meinen Eltern im Haus leben. Nach einem Sturz mit 98 Jahren war dies nicht mehr möglich. Daher verbrachte sie – wie Opa Deike – die letzten zwei Jahre ihres Lebens im Pflegeheim.

Jedes Menschenleben ist einzigartig und steckt voller Möglichkeiten, die nur darauf warten, genutzt zu werden. Man muss das Leben bejahen – auch mit einer Krankheit wie Migräne! Manchmal führt uns unser Lebensweg auf Abzweigungen, die man auf den ersten Blick überhaupt nicht versteht, die dann – bei näherer Betrachtung – aber plötzlich wieder Sinn ergeben. Ich bin zumindest überzeugt davon, dass jede Lebenserfahrung, das heißt jede Krise, jede Trennung, jeder Neuanfang und jede Begegnung in meinem Leben zu irgendetwas gut war. Wie es in einem Sinnspruch so schön heißt:

"Es gibt keine zufälligen Treffen. Jeder Mensch in unserem Leben ist entweder ein Test, eine Lektion oder ein Geschenk ..."

Selbst ein vermeintlicher Rückschritt kann notwendig sein, um mir zu zeigen, dass ich an dieser oder jener Stelle noch heilen, reifen und dazulernen muss. Vieles von dem, was ich im Laufe meines Lebens erlebe, macht vielleicht erst Sinn, wenn ich es in der Rückschau betrachte.

Starke Schmerzen und Brechattacken sind zu nichts gut! Sie stellen eine enorme Beeinträchtigung im Leben dar und sind schwer zu ertragen. Aber die Erfahrungen, die ich mit der Erkrankung oder in der Umgebung der Erkrankung mache, sind Teil meiner Lebensgeschichte. Ich muss mich mit meiner Krankheit arrangieren und sie in mein Leben integrieren, um damit fertigzuwerden. Aufgeben ist keine Option. Wenn man die Hoffnung verliert, besteht die Gefahr, dass man sich selbst verliert. Wer möchte das schon?

Von Aristoteles stammt der bekannte Satz:

"Wir können den Wind nicht ändern, aber die Segel anders setzen."

Im übertragenen Sinne heißt das für mich nichts anderes, als dass man sich mit Bedacht auf die Verhältnisse, in denen man lebt, einstellen muss. Die Erschütterung durch die Migräne ist unvermeidbar. Die Druckwelle, die sie erzeugt, lässt sich nur schwer aufhalten. Wenn der Kopf zu explodieren droht oder man vierzehn Stunden unaufhörlich erbricht, ist man nicht empfänglich für Lebensweisheiten! Dann siegt die Migräne über alle Vernunft! Aber es ist möglich, ihre grundsätzliche ‚Macht' in unserem Denken durch Einstellungsänderung und geeignete Verhaltensanpassungen deutlich zu verringern. Denn alles, was wir tun und erleben, hängt von unserer inneren Haltung und der Art und Weise ab, wie wir etwas beurteilen und die Dinge angehen. Doch es sind viele kleine Schritte notwendig von der Einsicht bis zur Umsetzung – wie ich immer wieder feststellen musste ...

18. Zyklisches Erbrechen

Eines Tages stieß ich zufällig im Internet unter der IHS Classification ICHD-11 auf den Begriff ‚Cyclical vomiting syndrome' (CVS). Die deutsche Übersetzung dafür lautet ‚Syndrom des zyklischen Erbrechens'. Beschrieben werden „episodisch wiederkehrende Attacken mit starker Übelkeit und Erbrechen, üblicherweise mit stereotypischem Ablauf bei dem Betroffenen". Die Attacken seien verbunden mit Blässe und apathischem Verhalten, und zwischen den Attacken sei eine vollständige Rückbildung der Symptome zu erwarten.

Die diagnostischen Kriterien lauten wie folgt:

A. Mindestens zwei Attacken, welche die Kriterien B–D erfüllen

B. Episodisch wiederkehrende Attacken von 1 Stunde bis zu 5 Tagen Dauer mit starker Übelkeit und Erbrechen, die bei dem Betroffenen stereotyp ablaufen

C. Mindestens viermaliges Erbrechen/Stunde über mindestens 1 Stunde

D. Beschwerdefreiheit zwischen den Attacken

E. Nicht auf andere Krankheiten zurückzuführen (ihs-klassifikation.de)

Ich fühlte mich von der Beschreibung sofort angesprochen. Da ich alle aufgeführten Kriterien erfüllte, hielt ich es für sehr wahrscheinlich, dass ich endlich auf der richtigen Spur war. Der Begriff Zyklisches Erbrechen ist sehr aussagekräftig und verrät punktgenau, worum es geht: um immer wiederkehrende Phasen, in denen man unter langanhaltendem Erbrechen leidet. Das, was mir seit Jahren oder vielmehr Jahrzehnten immer wieder passierte, konnte ich nun schwarz auf weiß nachlesen. Vielleicht ist das für Außenstehende schwer nachzuvollziehen, aber ich war so froh darüber, meine Krankheit endlich klar benennen zu können. Ich hatte etwas über die Abdominelle Migräne gelesen, die ebenso wie CVS hauptsächlich im Kindesalter auftritt. Sie ist gekennzeichnet von mittelstarken bis starken Bauchschmerzen, Appetitlosigkeit, Übelkeit, Erbrechen und Blässe. Menschen, die unter dieser Migräneform leiden, klagen meines Wissens hauptsächlich über Oberbauchbeschwerden.

So gut wie alles, was ich über das zyklische Erbrechen herausgefunden habe, passt auch zum Krankheitsbild der Migräne. Für mich ist der Oberbegriff meiner Erkrankung ‚Migräne', aber die genaue Zuordnung der Unterbegriff ‚Zyklisches Erbrechen'. Beides zu benennen ist mir wichtig. Ich bezeichne mich somit als Migränikerin, die unter dem Syndrom des zyklischen Erbrechens leidet.

Nachdem ich nun endlich ein Stichwort hatte, nach dem ich suchen konnte, forschte ich im Internet nach weiteren Informationen. So ganz viel ist es nicht, was man darüber finden kann. Aber was ich entdeckte, erhärtete meinen Verdacht, dass ich tatsächlich unter dem Syndrom des zyklischen Erbrechens litt. Ich konnte in Erfahrung bringen, dass es sich bei dem Krankheitsbild wie bei der klassischen Migräne um eine funktionelle Störung des zentralen Nervensystems handelt. Das Erbrechen erfolgt in kurzen Zeitintervallen, auf dem Höhepunkt der Brechattacke sechs- bis zwölfmal in der Stunde. Das Erbrechen kann wenige Stunden bis zu mehreren Tagen andauern. Meistens dauert ein Anfall ein bis vier Tage. Die Anfälle sind sich in Dauer, Stärke und Verlauf ähnlich, und zwischen den Anfällen fühlen sich die Betroffenen in der Regel wohl und sind beschwerdefrei. Begleitende Symptome während einer Attacke können dieselben wie bei einer klassischen Migräne sein, nur in einer anderen Gewichtung: schwere Übelkeit als Hauptsymptom, des weiteren Licht- und Lärmempfindlichkeit, Blässe, Empfindlichkeit gegenüber Bewegungen, soziale Abkapslung, Dehydrierung, starker Speichelfluss, Kopf- und Bauchschmerzen, Gliederschmerzen, Schwindel, Durchfall und Fieber. Wie bei jeder anderen Migräneform auch können sich einzelne Begleitsymptome auch verändern, ausbleiben oder neu hinzukommen.

Erbrechen kann bei diversen Krankheiten als Begleitsymptom auftreten. Da man in der Regel zunächst von Allgemeinmedizinern untersucht wird, denen das Syndrom des zyklischen Erbrechens eher nicht geläufig ist, ist es sehr unwahrscheinlich, dass die Krankheit sofort erkannt wird. Es kann daher Jahre bis Jahrzehnte dauern, bis man der Krankheit auf die Spur kommt.

Die Diagnose wird gewöhnlich durch Ausschlusskriterien und anhand der eben beschriebenen Kriterien erstellt. Ein enger Zusammenhang mit Migräne gilt als wahrscheinlich, und weitere Migräneformen innerhalb der Familie sind in der Regel auch anzutreffen. Zumeist beginnt das zyklische Erbrechen in der Kindheit. Bei vielen Jungen und Mädchen verliert es sich im Erwachsenenalter oder verändert sich dahingehend, dass sich eine Migräne mit oder ohne Aura entwickelt. Das Syndrom kann aber auch im Erwachsenenalter erstmals auftreten. Durch Testverfahren wie Blut- oder Urintests kann das zyklische Erbrechen nicht nachgewiesen werden. Bei einer kleinen Untergruppe wird eine mitochondriale DNA-Mutation angenommen. Die Triggerfaktoren stimmen in der Regel mit denen der klassischen Migräne überein.

Derzeit besteht kein eindeutiges und einheitliches Therapieverfahren. Das zyklische Erbrechen ist ebenso wie die klassische Migräne derzeit nicht heilbar, aber dennoch gut zu behandeln! Menschen, die an dem Syndrom leiden, sind am besten bei erfahrenen Neurologen aufgehoben. Manche gehen auch zu Fachleuten, die auf Gastroenterologie spezialisiert sind. Es ist aber in beiden genannten Fachrichtungen nicht so ganz einfach, Ärzte zu finden, die sich mit dieser speziellen Thematik auskennen, was daran liegt, dass es sich um eine so seltene Erkrankung handelt.

1882 beschrieb der Kinderarzt Samuel Gee das CVS zum ersten Mal in englischer Sprache. Eine Studie geht davon aus, dass die Krankheitshäufigkeit in einem Verhältnis von 3:100.000 steht. Laut Statistik leiden 2 % der schulpflichtigen Kinder an CVS. Das Geschlechterverhältnis zeigt, dass das Syndrom des zyklischen Erbrechens bei Mädchen und Frauen etwas häufiger auftritt als bei Jungen und Männern, nämlich im Verhältnis von 57:43. (8)

Spezifische Migränemittel haben sich bei zyklischem Erbrechen bewährt und schlagen in der Regel gut an. Das bezieht sich sowohl auf Akutmedikamente als auch auf prophylaktische Mittel. Triptane sind auch hier das Mittel der ersten Wahl, sofern keine entsprechenden

Gesundheitsprobleme vorliegen, die die Verabreichung ausschließen. Von den Ärzten werden üblicherweise Antiemetika (falls erforderlich) in höherer Dosierung wie zum Beispiel Vomex A-Retardkapseln in der 150-mg-Dosierung oder das etwas kostengünstigere Vomacur empfohlen. Ebenso Domperidon, MCP und Ondansetron. Letzteres wird normalerweise gegen die Übelkeit verabreicht, die bei einer Chemotherapie entsteht. Auch Sedativa (Beruhigungsmittel) kommen zum Einsatz. Sie haben eine dämpfende Wirkung auf das Gehirn.

Viele Anfälle entstehen nachts bzw. in den frühen Morgenstunden. Die gute Nachricht ist, dass man durch die Übelkeit, die sich bei einem drohenden Brechanfall aufbaut, normalerweise aus dem Schlaf erwacht. Man wird die Anfänge in der Regel also nicht verschlafen und kann noch rechtzeitig behandeln. Die schlechte Nachricht ist, dass die nächtlichen Anfälle oftmals stärker ausfallen und es länger dauern kann, bis das Akutmedikament anschlägt.

Prophylaktisch haben sich laut Aussage der Fachleute besonders Amitriptylin, Propranolol und Flunarizin bewährt. Seit Herbst 2018 steht in Deutschland die erste Migräne-Immuntherapie mit dem Wirkstoff Erenumab zur Verfügung, die unter dem Handelsnamen Aimovig erhältlich ist.

(Interessante Einblicke in das Krankheitsbild erhält man im ‚Journal für Gastroenterologische und Hepatologische Erkrankungen', 2013; 11(2), 16–21.)

Bei meiner Internetrecherche stieß ich auf Prof. Dr. Heinz Gögelein, dessen Tochter viele Jahre von dem zyklischen Erbrechen betroffen war. Prof. Gögelein ist Biophysiker und bis heute sehr bemüht darum, Informationen über dieses Krankheitsbild zusammenzutragen und Aufklärung zu betreiben. Freundlicherweise versorgte er mich mit Unterlagen, hauptsächlich in englischer Sprache, die ich an Dr. X weiterleitete. Prof. Gögelein erklärte sich damit einverstanden, seine E-Mail-Adresse zu veröffentlichen, falls Betroffene Kontakt zu ihm aufnehmen möchten:

heinz.goegelein@web.de

In England und Amerika gibt es engagierte Selbsthilfegruppen, in Deutschland meines Wissens derzeit noch nicht.

Der Link zur englischen Selbsthilfegruppe lautet:

http://www.cvsa.org.uk/

Der Link zur amerikanischen Selbsthilfegruppe lautet:

http://cvsaonline.org/

Neurologen sind meiner Erfahrung nach eher zurückhaltend, wenn es um die Diagnostik des CVS geht. Ich habe mehrere Neurologen mit meiner speziellen Migräneform konfrontiert, aber bis heute stehen weiterhin ‚Chronische Migräne' und ‚Status migraenosus' in meinen Diagnose-Unterlagen. Ich vermute, dass das etwas damit zu tun haben könnte, dass CVS zwar als eine Erkrankung gilt, die eng mit der Migräne verwandt ist, aber eben nicht vollständig als Unterform der Migräne bekannt und anerkannt ist.

Dass ich zunächst einmal chronische Migräne habe, steht für mich außer Frage. Aber mir wäre es wichtig, dass das zyklische Erbrechen zumindest auch mit genannt wird. Ich wünsche mir, dass mehr Aufklärung betrieben wird und die Fälle von CVS anerkannt und nach heutigem Kenntnisstand behandelt werden.

Bisher schien ich sowohl bei meinen Neurologen in der Praxis als auch während der Klinikaufenthalte immer die einzige zu sein, die unter dieser speziellen Migräneform leidet. Wenn das bedeuten würde, dass hierzulande nicht so viele Menschen davon betroffen sind, wäre ich sehr froh. Viel wahrscheinlicher ist jedoch, dass die Betroffenen nur nicht registriert sind. Offiziell taucht die Diagnose leider sehr selten auf. Dabei wäre es so wichtig, dass man das Kind beim Namen nennt und entsprechend auf die Krankheit eingehen kann.

Ich könnte mir vorstellen, dass viele Patienten, die unter schwerem Erbrechen leiden, zu Psychologen geschickt werden, weil man eine psychische Ursache hinter ihren Beschwerden vermutet. Es ist auch nicht ausgeschlossen, dass viele Betroffene aus Scham erst gar keine professionelle Hilfe in Anspruch nehmen. Ich wünsche mir, dass diese Menschen endlich aus ihrer Isolation heraustreten und fachkundige Hilfe erfahren. Für mich ist die Vorstellung belastend, dass es bestimmt viele nicht diagnostizierte Fälle von CVS gibt, Kinder und Erwachsene, die ihrem Leiden hilflos ausgeliefert sind. Schließlich habe ich auch Jahrzehnte gebraucht, um adäquate Hilfe zu erhalten, und ich bin so dankbar dafür, dass ich inzwischen weiß, was mit mir los ist und wie ich mich zu verhalten habe.

Der britische Naturforscher Charles Darwin, Begründer der Evolutionstheorie, plagte sich über viele Jahrzehnte mit schwerer Übelkeit und Erbrechen. Prof.

John Hayman von der Monash-Universität in Melbourne gelangte nach eingehender Untersuchung des Falls zu der festen Überzeugung, dass auch Darwin unter dem Syndrom des zyklischen Erbrechens litt. (9)

19. Pessimismus und Aussicht auf Hilfe

Im Frühjahr 2015 bekam ich plötzlich Schmerzen in meiner rechten Schulter. Ich konnte meinen Arm nicht mehr über den Kopf strecken und hatte mehrere Wochen hintereinander einen Dauerschmerz. Mein Orthopäde machte ein Röntgenbild und diagnostizierte verklebte Faszien (Weichteilkomponenten des Bindegewebes) und eine Kalkschulter. Na toll, verkalkt bin ich nun also auch noch, dachte ich. Ich bekam Physiotherapie verschrieben, die aber leider nur wenig Linderung brachte. Die Schmerzen und die Bewegungseinschränkungen hielten exakt ein Jahr lang an. Leider nahm meine Migräne keine Rücksicht auf meine neuen Beschwerden. Die Schulterschmerzen und die Migräne zusammen ertragen zu müssen, war kaum auszuhalten.

Kaum besserten sich die Schmerzen in der Schulter, setzten Wechseljahresbeschwerden ein. Ich hatte bis zu zehn Schweißausbrüche am Tag. Das ist das Gemeine an einer chronischen Erkrankung: Die ganzen zusätzlichen gesundheitlichen Probleme, die man im Laufe der Zeit so entwickelt, setzen sich noch obendrauf. Da nun ein neuer Lebensabschnitt begonnen hatte, hoffte ich natürlich insgeheim, dass sich meine Migräne bessern würde, das war aber leider ein Irrtum. Die Migräne wurde zunächst mal nicht seltener oder schwächer, sondern kam eher noch häufiger und aggressiver um die Ecke. So langsam war ich mit meinem Latein am Ende.

Wenn man an chronischer Migräne leidet und beinahe täglich betroffen ist, gibt es immer mal wieder

Phasen, in denen man völlig in den Seilen hängt und schier verzweifeln könnte. Ich möchte diese Zustände nicht verschweigen. Der folgende Tagebucheintrag vom November 2016 ist ein Beispiel dafür, welche düsteren Gedanken mir mitunter durch den Kopf geisterten.

„Seit Anfang November geht es mir im Hinblick auf meine Migräne deutlich schlechter. Man könnte fast meinen, dass sie mich innerlich auffrisst. Ich habe kaum Ruhephasen. Die Anfälle reihen sich nahtlos aneinander. Es ist zum Heulen!

Ständig muss ich Verabredungen absagen und Menschen aus meiner Umgebung enttäuschen. Andauernd muss ich auf Dinge verzichten, auf die ich mich im Vorfeld so gefreut habe. Ich quäle mich durch die Woche und habe Angst vor dem Wochenende, Angst vor jedem neuen Tag, an dem mich die Migräne einholt und wie ein gieriger Vampir erbarmungslos Energie aus mir raussaugt. Migräne ist ein echter Energieräuber.

Die Lichtempfindlichkeit und die Nackenschmerzen haben sich im Laufe der Jahre verringert, aber dafür habe ich jetzt vermehrt Gliederschmerzen zu beklagen. Und immer wieder erfasst mich diese lähmende Müdigkeit und diese grauenvolle Übelkeit. Zum Kotzen! Dazu kommt dann noch das allgemeine Schwächegefühl, das mich total runterzieht. Ich habe gerade mal Kraft für das Nötigste. Oft bleibe ich morgens einfach im Bett liegen, weil ich nicht den Elan habe aufzustehen. Ich habe sozusagen keine Verbindung mehr zu meinem E-Lan! Mir fehlt der Antrieb, irgendwas Produktives zu tun. Ich verschlafe also regelmäßig den Vormittag, um überhaupt die Energie aufzubringen, nachmittags arbeiten zu gehen. Auf der Hinfahrt zum Dienst fühle ich mich, als hätte ich bereits einen anstrengenden Arbeitstag hinter mir und würde am liebsten direkt wieder umkehren.

Die kleinste Kraftanstrengung wird zum Gewaltakt. Ich fühle mich dumpf und matschig im Kopf und schlaff und träge im Körper! Immer wieder ereilt mich das schlechte Gewissen, weil ich notgedrungen so tranig und unzuverlässig bin. Wie soll ich denn in solch einem Zustand mein Arbeitspensum erfüllen, meinen Haushalt vernünftig führen, enge Freundschaften pflegen und eine dauerhafte intime Beziehung zu einem Mann aufrechterhalten? Die Aussagen meines werten Freundes sind auch nicht gerade aufbauend. Er sagt, dass ich die faulste Freundin sei, die er jemals hatte. Dass meine Antriebslosigkeit nicht von Faulheit zeugt, sondern krankheitsbedingt ist, lässt er nicht gelten.

Die meisten Anfälle kommen entweder abends oder früh morgens. Abends sind sie mir deutlich lieber, weil ich mich dann nachts in den Schlaf flüchten und ausruhen kann und es mir dann am Morgen meist kurzfristig besser geht. Es passiert immer häufiger, dass ich wegen der Migräne krankgeschrieben werde. Nicht mehr lange, und ich falle ins Krankengeld. Mein persönliches ‚No Go'.

Egal, was ich ausprobiere, nichts scheint anzuschlagen. Ich habe weder Unternehmungsgeist noch die Ausdauer für sportliche Aktivitäten. Mich körperlich fit zu halten, erscheint mir zurzeit unmöglich. Es fehlt mir ebenso an geistiger, innerer Beweglichkeit. Ich fühle mich äußerlich wie innerlich erstarrt. Mir ist, als könne ich nur noch eindimensional wahrnehmen und in eine Richtung denken. Wenn ich überhaupt eine Denkleistung erbringe! Ich kriege den Hintern einfach nicht hoch, und das ist besonders schlimm für mich, weil ich Lahmarschigkeit nicht leiden kann. Dass ich durch meine gesundheitliche Misere zu all dem werde, was ich am wenigsten sein will, damit muss ich erst mal fertigwerden.

Ich fühle mich wie ein Mensch, der ständig zwischen Lebendigkeit und Stillstand hin und her pendelt und keine innere Balance findet. Es wird immer schwieriger für mich, meinen Optimismus, meine Persönlichkeit und Contenance zu bewahren. Die Frage ist: Wer oder was bin ich eigentlich? Ich weiß es allmählich nicht mehr. Ich fühle mich von der Krankheit vollkommen durchdrungen. Die Migräne macht einen anderen Menschen aus mir. Einen Menschen, der mir einerseits fremd und dann doch auch wieder sehr vertraut ist. Denn ich bin zu oft im Ausnahmezustand, als dass ich das, was ich dann wahrnehme, als etwas Fremdes ausgeben könnte. Wie kann ich diesen fortschreitenden Prozess der Selbstentfremdung bloß aufhalten und mich vor negativen Gedanken schützen? Nur wenn es mir mal vergönnt ist, ein paar Tage von der Migräne verschont zu bleiben, kann ich wieder ganz ich selbst sein, und es gelingt mir, die Tragik dieser Krankheit für kurze Zeit auszublenden. Aber die Angst vor der nächsten Attacke lauert überall und begleitet mich rund um die Uhr. Leider lässt der nächste Migräneanfall auch nie lange auf sich warten. Welch ein erbärmliches Leben! So kann das doch nicht weitergehen, das hält doch kein Mensch aus!

Triptane bewirken, dass ich den Arbeitstag bewältigen kann, aber sie tragen vermutlich auch dazu bei, dass die Zahl der Anfälle dramatisch ansteigt. Ich stecke in einem wahren Dilemma. Ohne Triptane kann ich den Anfall nicht ertragen, aber mit dieser Menge an Triptanen komme ich nicht aus dem Medikamentenübergebrauch (MÜK) heraus. Vermutlich ist das auch der Grund, weshalb keine Prophylaxe mehr anschlägt. Aber meine bisheri-

gen ambulanten Medikamentenpausen waren schwer zu ertragen und haben nie einen dauerhaften Erfolg gezeigt. Oder habe ich vielleicht nicht lange genug durchgehalten? Es kommt mir so vor, als gäbe es vor dieser Krankheit kein Entrinnen. Ich muss in die Schmerzklinik Kiel, und das möglichst bald."

Hier endet der Tagebucheintrag.

Aus zwei Gründen hatte ich mir mittlerweile einen neuen Neurologen gesucht: Zum einen wollte ich die Praxis fußläufig erreichen können, um schnell und ohne großen Aufwand dahin zu gelangen, und zum anderen war ich sehr enttäuscht von Dr. X. Er hatte bei unserer letzten Begegnung darauf gedrängt, dass ich keine Triptane mehr nehmen und stattdessen ausschließlich mit Domperidon behandeln solle. Aber das hatte ich natürlich längst schon ausprobiert und wusste, dass das Antiemetikum gegen meine schwere Übelkeit nichts ausrichten kann. Das teilte ich ihm mit, aber es schien ihn nicht weiter zu interessieren. Ich müsse von den Triptanen weg, meinte er. Schön und gut, aber doch nicht ohne eine wirkungsvolle Alternative! Dazu kam noch, dass er mich aufforderte, einen bereits vereinbarten Termin freizugeben, da wir uns diesmal außer der Reihe gesehen hätten und alles besprochen sei. Ich sagte daraufhin: „Ich möchte den Termin aber gern wahrnehmen. Dann können wir das nächste Mal besprechen, wie es mir damit ergangen ist, auf Triptane zu verzichten." Daraufhin sagte er: „Ich brauche den Termin für meine Notfallpatienten. Wenn Sie trotzdem darauf bestehen, dann kann ich Ihnen jetzt schon sagen, dass ich ganz wenig Zeit für Sie haben werde." Was war denn das für eine Ansage? Ich war völlig perplex und muss ihn angestarrt haben wie einen Außerirdischen. Dr. X machte den Vorschlag, dass wir ja telefonieren könnten, wenn es etwas zu besprechen gäbe. Ich nickte stumm und verließ den Behandlungsraum. Der Tag war gelaufen! Ich war von seiner Reaktion so enttäuscht, dass ich beschloss, den Neurologen zu wechseln. Auf die Triptane verzichtete ich natürlich nicht. Ich ließ sie mir von meiner Hausärztin verschreiben.

Mein neuer Neurologe, Dr. B. P., gab sich von Anfang an viel Mühe mit mir. Das Klima in der Praxis war auch ausgesprochen gut. Die Arzthelferinnen waren ebenfalls sehr engagiert und zuvorkommend. Besonders Frau K. ist eine echte Perle! Immer gut gelaunt und hilfsbereit und selbst im Umgang mit schwierigen Patienten unfassbar geduldig. Dr. B. P. bestätigte mich in dem Entschluss, in die Schmerzklinik zu gehen und war mir bei den Formalitäten behilflich.

Von der Antragstellung bis zur stationären Aufnahme in die Schmerzklinik Kiel muss man in der Regel mit einer Wartezeit von sechs bis acht Monaten rechnen. Das ist recht lange, wenn man dringend auf Hilfe angewiesen ist. Ich versuchte, mich damit zu trösten, dass es nicht so sehr darauf ankommt, wie lange man auf einen Termin warten muss, sondern darauf, dass sich die Wartezeit am Ende auch lohnt.

Von Kiel hatte ich sehr viel Positives gehört und nur einmal etwas vermeintlich Negatives. Angeblich würde man dort nur rein medikamentös behandelt, erzählte mir jemand vom Hörensagen. Mittlerweile kann ich über solch eine Behauptung nur den Kopf schütteln. Ich weiß aus eigener Erfahrung, dass genau das Gegenteil der Fall ist. In Kiel wird allen Migränepatienten, die sich im MÜK befinden, dringend nahegelegt, eine Medikamentenpause zu machen, was ich absolut angemessen und konsequent finde. Ich könnte mir vorstellen, dass es Leute gibt, denen das missfällt. Es ist aber die leitliniengerechte Empfehlung bei einem MÜK und im Grunde der einzige Weg, da wieder herauszukommen und gegebenenfalls den Übergebrauch von einer chronischen Migräne abzugrenzen. Eine Medikamentenpause ist ja nun wirklich das komplette Gegenteil von einer medikamentösen Behandlung. Wenn man sich das begleitende Therapieangebot der Schmerzklinik Kiel anschaut, sieht man auf den ersten Blick, dass es viel mehr zu bieten hat als eine Medikamentenvergabe. Es wäre zu schade, wenn Betroffene sich aufgrund einer unkorrekten Darstellung Einzelner gegen die Schmerzklinik Kiel entscheiden, denn damit vertun sie eine große Chance auf Besserung ihrer Gesundheitslage.

Im März 2017 meldete ich mich bei ‚Headbook.me' an, der Migräne- und Kopfschmerz-Community der Schmerzklinik Kiel. Zeitgleich entdeckte ich die Kieler ‚Migräne Community' bei Facebook. Auch wenn es etwas pathetisch klingen mag, aber das veränderte mein Leben. Ich fühlte mich mit den Betroffenen in der Migräne Community sofort innerlich verbunden, und mein Migränewissen verdreifachte sich durch das tägliche Mitlesen in wenigen Wochen. Schließlich traute ich mich sogar selbst, einen Tipp zu geben. Ich wurde plötzlich von der Ratsuchenden zur Ratgeberin. Das war zunächst ganz ungewohnt für mich.

Noch etwas anderes beschäftigte mich sehr. Seit zwei, drei Jahren kursierten in den Medien immer wieder Berichte über eine neue Immuntherapie mit dem CGRP-Antikörper, die weltweit in der Erprobung lief. In der Presse wurde fortlaufend von „großartigen Behandlungserfolgen bei den Zulassungsstudien" berichtet. Wenn man als Betroffene davon hört, klingt das natürlich sehr vielversprechend. Man fiebert förmlich dem Zeitpunkt entgegen, bis dieses ‚Wunderpräparat' endlich Marktreife erlangt und zugelassen wird. Ich hatte mehr als einmal Tränen in den Augen, wenn ich über die Erfolge dieses Mittels las und konnte es kaum abwarten, mit der Immuntherapie zu beginnen. Doch je näher der Termin der Zulassung rückte, desto verhaltener waren plötzlich die Prognosen. Der anfängliche Hype um dieses Mittel flachte deutlich ab. Ich war mehr oder weniger davon ausgegangen, dass eine Art Wunderwaffe gegen Migräne entwickelt wurde, mit der die Krankheit einfach ‚weggeimpft' wird. Doch plötzlich hieß es: „Die Erfolge halten sich in Grenzen und erzielen eher selten eine außerordentliche Verbesserung." Es ist schwer, die Hoffnung wieder aufzugeben, mit der man sich krampfhaft durch schwere Zeiten gehangelt hat. Aber um sich selbst einen Gefallen zu tun, ist es zweifellos besser, erst mal nicht zu viel zu erwarten.

Da ich die Zeit, bis ich einen Platz in Kiel erhalten würde, sinnvoll nutzen wollte, machte ich zunächst in den Osterferien 2017 freiwillig eine zweiwöchige Medikamentenpause. In der Schmerzklinik sind vier bis sechs Wochen Standard! Da ich mir bei meiner besonderen Problematik aber nicht vorstellen konnte, länger als zwei Wochen zu pausieren, beschloss ich, es erst mal damit zu versuchen. Ich hatte, seit ich Triptane nahm, nie zwei Erbrechenzyklen hintereinander durchgestanden. Diesmal wollte ich aber definitiv die Triptane zwei Wochen weglassen, komme was wolle ...

In der Migräne Community wurde mir dazu geraten, die Medikamentenpause unter ärztlicher Aufsicht in Kiel zu machen. Aber da ich mir extra Urlaub genommen und alles bereits haarklein mit meinem Neurologen Dr. B. P. besprochen und auch mit meinem Chef und meinem Kollegen abgestimmt hatte, wollte ich mein Vorhaben nicht mehr so kurzfristig umstoßen. Rückblickend hätte ich doch lieber eine stationäre Medikamentenpause machen sollen. Aber ich wollte meinen Aufenthalt in Kiel so gern ohne diese Notwendigkeit bestreiten, um dort nicht tagelang bettlägerig zu sein und um alle Behandlungsangebote durchgängig nutzen zu können. Ich kann aus meiner heutigen Sicht nur allen Betroffenen dazu raten, die Medikamentenpause in der Schmerzklinik zu machen. Eine bessere und professionellere Unterstützung kann man sich sicher nicht wünschen. Allerdings sollte man bei zyklischem Erbrechen – aus verständlichen Gründen – vielleicht besser um ein Einzelzimmer bitten.

Nachdem ich die übliche Brechattacke hinter mich gebracht hatte, dauerte es wie gewohnt eine Woche, bis der zweite Anfall kam. Diesmal verlief er aber deutlich milder. Ich musste mich nur einmal übergeben, und die begleitende Übelkeit hielt auch nicht so lange an wie gewohnt. Ergo sorgt eine längere Medikamentenpause bei mir offenbar dafür, dass der darauffolgende Anfall in deutlich abgeschwächter Form auftritt. In der Community habe ich den Tipp bekommen, schwächere Anfälle mit Vomex A-Retardkapseln in der 150-Milligramm-Dosierung zu behandeln. Das tat ich jetzt, und siehe da: Sie schlugen an, und ich konnte während der Medikamentenpause spazieren gehen und den Haushalt führen und musste nicht den ganzen Tag wimmernd im Bett verbringen. Ich kann gar nicht sagen, wie froh ich über die Entdeckung war, dass mich die Vomextabletten in dieser Phase so gut unterstützen konnten.

Im Mai machte ich eine zweite Medikamentenpause und schaffte es diesmal, fast vier Wochen auf Triptane zu verzichten. Ich hielt mich mit Vomex über Wasser und konnte sogar drei von den vier Wochen arbeiten gehen. Ich war unfassbar stolz auf mich.

Das Vomex sorgte dafür, dass ich die 10/20-Regel hinsichtlich der Triptane einhalten konnte. Das erschien mir als ein Riesenerfolg. Allerdings ging es mir unter Triptanen in der Regel deutlich besser als unter Vomex. Das liegt unter anderem daran, dass das Mittel überwiegend die Übelkeit bekämpft und Triptane intensiv auf die Schmerzen und die Begleitsymptome einwirken. Außerdem muss man wissen, dass das Vomex eine eigene 10/20-Regel hat. Ich fand mich ungeheuer raffiniert, dass ich glaubte, mit der Abwechslung der beiden Medikamente auch beide 10/20-Regeln einhalten zu können und daher nicht Gefahr zu laufen, in den MÜK zu geraten. Das ist aber pure Augenwischerei! 20 Tage sollten grundsätzlich unbehandelt überstanden werden. Kein Wunder, dass ich Schlaumeier mich unter Umständen langsam, aber sicher wieder in einen MÜK hineinmanövriert habe.

Mein Klinikaufenthalt rückte immer näher. Natürlich unterhielt ich mich auch mit meinem Kollegen aus dem Jugendzentrum über den bevorstehenden Klinikaufenthalt. Ich erzählte Tobi von Professor Göbel. „Wie heißt der?", fragte er nach, als habe er den Namen akustisch nicht richtig verstanden. Aber mir war schon klar, worauf das hinauslief. „Professor Göbel", wiederholte ich. Schallendes Gelächter seinerseits. „Na, das passt ja wie Faust aufs Auge. Das wird ja der richtige Arzt für dich sein. Vom Göbeln wird der ja sicher was verstehen." Ich verzog mein Gesicht zu einer Grimasse und sagte: „Er heißt nun mal so und nicht anders. Davon abgesehen hast du vollkommen recht, der Professor kennt sich aus mit dem Brechzentrum." „Brechzentrum? Heißt die Klinik so?" „Quatsch! Das bezeichnet eine Region im Hirnstamm, die für das Erbrechen zuständig ist und direkt neben dem Migränezentrum liegt", erklärte ich. Tobi kriegte sich nicht ein vor Lachen. „Brechzentrum? Migränezentrum? Das wird ja immer besser. Gibt es das wirklich oder hast du dir das gerade ausgedacht?", fragte er. „Nein, das heißt tatsächlich so. In der Medizin tendiert man mitunter durchaus zu anschaulichen und einprägsamen Begriffen", verkündete ich mit einem breiten Grinsen. „Seit ‚Sweatosan' sollte dich doch eigentlich nichts mehr wundern", fügte ich hinzu. „Das stimmt", kicherte er. Sweatosan ist ein Mittel, das aus hochkonzentriertem Salbei besteht und das ich seit einem Jahr gegen meine Wechseljahresbeschwerden einsetzte. Dank Sweatosan wurden meine Schweißausbrüche deutlich gemildert. Vielleicht ist das auch nicht mehr als ein Placebo-Effekt, ist mir aber auch egal. Hauptsache, das lästige Schwitzen lässt nach.

Kurz vor meinem Klinikaufenthalt wurde ich fünfzig Jahre alt. Ich feierte in dem Kulturzentrum, in dem ich arbeite, mit Freunden und Freundinnen, einem Teil der

Familie und Kollegen und Kolleginnen in meinen runden Geburtstag hinein. Meine Freunde Uwe und ‚Üv' machten Live-Musik und sorgten für gute Stimmung in der hauseigenen Disco. Wir feierten bis tief in die Nacht. Morgens um acht hing ich bereits wieder mit dem Kopf über der Kloschüssel. Meinen fünfzigsten Geburtstag hatte ich mir wahrlich anders vorgestellt! Ich dröhnte mich mit Medikamenten zu und setzte den Hormosan-Pen mit dem Wirkstoff Sumatriptan ein, den ich mir extra für einen besonders schweren Anfall aufgehoben hatte.

Am frühen Nachmittag fuhr ich mit meinem Freund zu einem italienischen Restaurant, in dem wir mit der Familie und meiner Hausgemeinschaft auf meinen Geburtstag anstoßen und eine Kleinigkeit essen wollten. Zum Glück fühlte ich mich dank des Medikaments in der Lage, an der kleinen Feierlichkeit teilzunehmen. Auf dem Weg nach Hause musste mein Freund mit dem Auto allerdings rechts ranfahren, weil ich mich erneut übergeben musste. Meine Eltern sahen zum ersten Mal mit an, wie ich erbrach, mit Ausnahme meines kindlichen Erbrechens, versteht sich.

Als meine Mutter mich am nächsten Tag anrief, um sich nach mir zu erkundigen, weinte sie am Telefon. „Wenn ich dir doch nur irgendwie helfen könnte", sagte sie. „Papa und du, ihr tut doch schon so viel für mich, einfach indem ihr immer für mich da seid", tröstete ich sie. „Jetzt fahre ich erst mal nach Kiel, Mama, da wird mir bestimmt geholfen. Außerdem kommt doch im nächsten Jahr ein neues Medikament auf den Markt, die neue Prophylaxe mit dem CGRP-Antikörper." „Ja, darauf hoffen Papa und ich auch, dass dir das neue Medikament helfen wird." „Ganz bestimmt, Mama!" Nun traten mir selbst Tränen in die Augen. Zu erleben, wie besorgt meine Mutter um mich war, machte mich traurig. Wenn ein Familienmitglied krank ist, hat das Auswirkungen auf die ganze Familie. Besonders Eltern und Kinder sind in der Regel emotional so stark miteinander verbunden, dass sie den Schmerz förmlich mitfühlen. Ich wusste, dass meine Eltern sich immer Sorgen um mich machten, vor allen Dingen in Hinblick darauf, dass es nicht möglich sein wird, mich mein ganzes Leben lang zu begleiten und zu beschützen. Ich könnte mir vorstellen, dass meine Neffen ihnen schon das Versprechen abgeben mussten, dass sie auf mich achtgeben werden, wenn meine Eltern nicht mehr in der Lage dazu sind. So ist das halt mit Eltern, die sich Gedanken um das Wohlergehen ihres kranken Kindes machen. Mir würde es an ihrer Stelle sicher nicht anders gehen.

Als ich zwei Tage später in die Klinik fuhr, war ich noch immer ganz wackelig auf den Beinen, und auch die Übelkeit beeinträchtigte mich noch sehr. Zum Glück hat mein Freund mich mit dem Auto nach Kiel gefahren, sodass ich nicht auf öffentliche Verkehrsmittel angewiesen war. Darüber war ich sehr erleichtert. Obwohl oder gerade weil es mir so schlecht ging, freute ich mich sehr auf die Zeit in der Klinik.

20. Der Aufenthalt in der Schmerzklinik Kiel 2017

Als ich den Eingangsbereich der Klinik betrat, fiel mein Blick gleich auf die große Wandtafel, auf der in roten Buchstaben zu lesen war:

„Eine Stunde ohne Schmerz ist mehr Glück als der Stolz eines ganzen Lebens" – Ludwig Göbel

Ich war sehr bewegt von diesem Zitat und stand andächtig vor der Tafel. Was für ein grandioser Empfang, dachte ich. Der Vater von Professor Göbel hatte weise Worte gefunden, um die Situation von Schmerzpatienten zu beschreiben. Besser kann man es wohl kaum auf den Punkt bringen.

Ich meldete mich bei der Aufnahme an, verabschiedete mich von meinem Freund und ging auf mein Zimmer. Es war groß und hell, und wenn man aus dem Fenster sah, blickte man direkt aufs Wasser. Meine Zimmernachbarin war schon dabei, ihren Koffer auszupacken. Wir verstanden uns auf Anhieb und waren erleichtert, dass wir es so gut miteinander getroffen hatten.

Am Anreisetag passiert noch nicht viel. Es werden nur einige Laboruntersuchungen gemacht (EKG und Blutentnahme). Die Mahlzeiten werden nicht im Speisesaal eingenommen, sondern aufs Zimmer gebracht. Da es mir ja sowieso noch ziemlich schlecht ging, kam mir das ganz gelegen. Ich versuchte ein wenig zu schlafen. Nachmittags hatte ich dann noch einen Termin bei dem Stationsarzt, der mich ausführlich untersuchte und mir Fragen zu meiner Migräne stellte. Was mir gleich positiv auffiel, war, dass ich nicht alles wiederholen musste, was ich bereits schriftlich eingereicht hatte, sondern dass sich der Arzt lediglich auf meine Unterlagen stützte und mir dazu konkrete Fragen stellte. Das zeigte mir, dass er sich auf das Gespräch mit mir gut vorbereitet hatte.

Die erste wichtige Entscheidung, die in Kiel getroffen wird, ist, wie bereits erwähnt, die Frage nach einer Medikamentenpause. Ich hatte meine letzte ambulante Pause von den Triptanen zu Hause ja fast vier Wochen durchgehalten und war zwischendrin drei Tage hintereinander beschwerdefrei geblieben. Das bedeutete, dass ich nicht mehr im MÜK sein konnte, sondern offenbar chronische Migräne hatte. Infolgedessen brauchte ich in Kiel keine Medikamentenpause zu machen. Somit konnte ich mich in den bevorstehenden 16 Tagen ganz auf das breitgefächerte Behandlungskonzept der Klinik konzentrieren.

Da meine bisherige Prophylaxe keine Wirkung mehr zeigte, erhielt ich einen komplett neuen Medikamentenplan. Ich bekam das Antidepressivum Doxepin verschrieben und sollte noch während meines Aufenthalts in der Klinik Botox erhalten. Das bedeutete gleichzeitig die Anerkennung meiner chronischen Migräne seitens der Klinik, denn ohne eine entsprechende Diagnose wäre das Botox nicht verordnet worden. Mir war etwas mulmig dabei zumute. Ich wusste zu dem Zeitpunkt bereits, dass das Botox in 31 Punkte in den Kopf und in den Nacken injiziert wird und hatte etwas Bammel vor den Inhaltsstoffen und den Einstichen. Aber im Endeffekt war die Prozedur halb so wild, wie sich sehr bald herausstellen sollte, und ich hatte zum Glück auch keinerlei Nebenwirkungen.

Das Vomex sollte ich sparsam einsetzen. Triptane durfte ich bei Bedarf weiterhin nehmen. Der Arzt verschrieb mir Rizatriptan und Ascotop Nasal Nasenspray in der 5-Milligramm-Dosierung. Zur Beruhigung und gegen die Übelkeit bekam ich Atosil (Promethazin). Damit schlief ich wie ein Murmeltier. Aber ich kam am nächsten Morgen auch ganz schwer aus den Federn. Ich hatte aber schnell raus, in welcher Dosierung ich das Atosil nehmen musste. Drei, vier Tropfen reichten völlig aus, um den Schlaf anzustoßen, mich aber nicht gleich völlig lahmzulegen.

Eine Enttäuschung gab es: Professor Göbel hatte Urlaub und war dementsprechend gar nicht im Hause. So sehr ich dem Professor seinen wohlverdienten Urlaub auch gönnte, so fand ich es doch sehr bedauerlich, dass ich ihm während meines gesamten Klinikaufenthalts nicht begegnen würde. Das nenne ich einfach mal Pech.

In den nächsten Tagen war ich gut beschäftigt. Ich nahm an Angeboten aus der Sporttherapie teil, machte Entspannungstraining (Progressive Muskelentspannung und Yoga). Ich ging zur Physiotherapie und hörte mir Vorträge über Schmerzvorbeugung, Genusstraining, Sport und Ernährung an. Außerdem hatte ich Einzelsitzungen bei einer kompetenten Psychologin und nahm am Schmerz-Bewältigungs-Training (SBT) teil.

Die Vorträge fand ich sehr informativ und darüber hinaus auch sehr unterhaltsam. Am besten haben mir die Vorträge des Oberarztes Dr. Axel Heinze gefallen. Sein trockener Humor war so ganz nach meinem

Geschmack. Er könnte damit auf Tour gehen und als Unterhaltungskünstler die Bühne rocken. Es tut so gut, wenn bei einem so ernsthaften Thema wie Migräne auch mal herzlich gelacht werden kann, das hat etwas sehr Befreiendes. Dr. Heinze hielt unter anderem einen Vortrag über Migräne-Prophylaxen. Einiges von dem, was er erzählte, war neu für mich. Da dies aber ein sehr komplexes und nicht ganz einfaches Themengebiet ist, was unbedingt in die Hände von kompetenten Fachleuten gehört, habe ich mich entschieden, das Thema in meinem Buch nur ganz kurz anzureißen (siehe Kapitel 4).

Ich lernte eine neue Methode kennen, die Biofeedback-Therapie. Gehört hatte ich davon schon in meiner Migräne-Selbsthilfegruppe in Bremen, aber nun testete ich sie zum ersten Mal selbst. Das Training mit dem Biofeedback-Gerät wird zur therapeutischen Unterstützung bei Migräne und weiteren Kopfschmerzerkrankungen eingesetzt. Mit dem Messgerät wird eine bestimmte Körperfunktion gemessen und diese Information – das Körpersignal – an die Patienten zurückgeleitet und auf einem Bildschirm sichtbar gemacht. Es werden Körperreaktionen wie Muskelanspannung, Puls, Hauttemperatur und die Schweißdrüsenaktivität gemessen. Die Patienten können anhand der bildlichen Darstellungen beispielsweise sehen, ob die Muskeln angespannt sind oder ob der Puls erhöht ist. Es werden verschiedene Aufgaben gestellt. Man sollte an etwas Bestimmtes denken, die Augen geschlossen halten, Musik hören etc. Den Patienten soll bewusst gemacht werden, was sie entspannt und was sie innerlich aufwühlt beziehungsweise Stress verursacht. Im weiteren Therapieverlauf soll erarbeitet werden, wie man die beteiligten Körperfunktionen willentlich beeinflussen kann. Durch das Training mit dem Gerät soll man in die Lage versetzt werden, das eigene Stressniveau selbstständig zu senken, um so das emotionale Gleichgewicht wiederherzustellen. Das Biofeedback hat mir noch mal deutlich vor Augen geführt, wie wichtig es ist, mehrmals am Tag kleine Entspannungspausen einzulegen, in denen das Nervensystem sich ausruhen und regenerieren kann. Das ist für Migränepatienten nun einmal das A und O, wird von Betroffenen aber leider zu oft vergessen.

Obwohl ich im Krankenhaus untergebracht war, empfand ich nicht diese bedrückende Atmosphäre, die oft in Kliniken herrscht. Ich erlebte durchweg sehr freundliche und kompetente Mitarbeiter. Der Vorteil dieser Klinik besteht darin, dass sie garantiert immer auf dem neuesten Stand der Wissenschaft ist und dass alles Menschenmögliche getan wird, um die beste medizinische Versorgung und das beste allumfassende Behandlungskonzept für die Betroffenen zu finden. Aber eine hervorragende Begleitbehandlung erfolgt in der Regel durch die Mitpatienten.

Es ist jedes Mal wie eine kleine Offenbarung, unter Gleichgesinnten zu sein. Diese starke Verbundenheit unter den Patienten hatte mich ja bereits in Bad Zwesten sehr beeindruckt. Manchmal sind die Zeiten zwischen den Behandlungen spannender als die Behandlungen selbst, und zwar bedingt durch den starken Informationsaustausch und die Solidarität unter den Betroffenen. Man ist unter seinesgleichen und spricht dieselbe Sprache. Ärzte, so bemüht sie auch sein mögen, stecken nicht in unserer Haut. Sie kennen die Krankheit nun mal nicht aus eigener Erfahrung. Nur Patienten fühlen den starken Migränekopfschmerz, die Übelkeit, die Aurasymptome, die Gefühlsstörungen, das allgemeine Schwächegefühl, die Gliederschmerzen, die bleierne Müdigkeit ...

Sich darüber mit anderen Betroffenen auszutauschen, kann einem die Belastung durch die Krankheit nicht nehmen, aber es tröstet und beruhigt ungemein. Menschen, die dieses Schicksal teilen, wissen genau, wovon die Rede ist, wenn man die eine oder andere Alltagssituation beschreibt. Sie leiden genau wie man selbst unter der extremen Durchlässigkeit gegenüber äußeren Reizen und kennen all die Schwierigkeiten, die damit verbunden sind. Mit den Problemen nicht allein zu sein, verstanden zu werden, gute Tipps von anderen Betroffenen zu erhalten und auch mal über das ein oder andere Missgeschick lachen zu können, entlastet und hat somit auch etwas Heilsames.

Der Sinn für Humor und eine Portion Selbstironie leisten einen wichtigen Beitrag, um die Migräne in Schach zu halten. Lachen ist die beste Medizin! Sich auch in schwierigen Situationen den Humor zu bewahren, ist eine sehr positive und förderliche Eigenschaft. Humor ist für Schmerzpatienten ein wichtiger Wegbegleiter, der sie von einem Moment auf den anderen all ihr Leid vergessen lässt, sofern sie sich nicht gerade mit einer Monsterattacke herumschlagen müssen! Das funktioniert deshalb so gut, weil man sich nicht gleichzeitig köstlich amüsieren und deprimiert sein kann. Ich habe an meiner Pinnwand folgenden Spruch hängen, der mich immer an die Kraft des Humors erinnern soll:

„Every time you are able to find some humor in a difficult situation, you win."

(„Immer dann, wenn du schwierigen Situationen mit Humor begegnen kannst, hast du gewonnen!")

So ist es!

Wir tauschten uns in der Klinik natürlich auch über die verschiedenen Therapiekonzepte aus. Wir sprachen sowohl über die Akutmedikamente und die Erscheinungsformen der Migräne als auch über unsere Befindlichkeiten, und natürlich auch über das Behandlungskonzept der Schmerzklinik Kiel. Aber wir redeten auch darüber, was sich im Alltag als hilfreich erwiesen hat und worauf man alles achten sollte, um den Umgang mit der Erkrankung zu erleichtern.

Migränepatienten müssen ihr Leben entschleunigen. Ganz bei sich selbst sein und bei dem, was sie tun. Sich, so gut es geht, auf eine Sache konzentrieren und mit allen Sinnen genießen. Im Augenblick verweilen. Achtsamkeit praktizieren anstelle von Multitasking. Diese Herangehensweise tut gewiss auch anderen Menschen gut, aber für Migränepatienten ist das im besonderen Maße wichtig, speziell für ihr Gehirnwohl.

Wir stimmten darin überein, dass folgende Punkte vor bzw. während einer Attacke zu berücksichtigen sind:

- Reizabschirmung/Ruhe
- eine gute Selbstfürsorge
- die rechtzeitige Einnahme der Akutmedikamente
- die Einnahme von hochdosiertem Magnesium
- ausreichende Flüssigkeitszufuhr

- frische Luft
- regelmäßige Nahrungsaufnahme (kohlenhydratreiche Kost)

Wir unterhielten uns aber zum Beispiel auch darüber, welche Sehbrillen bzw. Sonnenbrillen sich besonders gut bewährt haben. Die meisten Migränepatienten bevorzugen phototrope Gläser, also selbsttönende Brillengläser. Außerdem ist es vielen wichtig, dass bei der Sonnenbrille kein Licht von der Seite eindringt.

Wir tauschten auch unsere Erfahrungen mit Schlafmasken, Kältebrillen, Ohrstöpseln, Kopfkissen und Nackenrollen aus. Wir sprachen über die verschiedenen Magnesium-Präparate und den Nutzen von Nahrungsergänzungsmitteln, und wir machten uns Gedanken über medizinisches Cannabis und CBD-Hanfölprodukte. Wir sprachen auch über Schlaf- und Essgewohnheiten und über eine sinnvolle Planung von Urlaubsreisen.

Wir waren uns darin einig, dass es empfehlenswert ist, eine Kopfbedeckung zu tragen und Zugluft zu vermeiden. Es ist ratsam, grundsätzlich darauf zu achten, dass man genug Akutmedikamente, eine Flasche Wasser und Kohlenhydrate-Snacks dabeihat, wenn man längere Zeit unterwegs ist. Wenn man auf Reisen ist, sollte man nach Möglichkeit die Medikamente immer auf mehrere Gepäckstücke verteilen, falls eins verloren geht. Mir ist es wichtig, dass ich mehr Medikamente mitnehme, als ich erwartungsgemäß benötige. Daher habe ich auf Reisen grundsätzlich einen Medikamentenüberschuss bei mir.

Es ist interessant, Tipps von anderen Patienten zu erhalten, und auch ein gutes Gefühl, eigene Erfahrungen weiterzugeben. Bei längeren Klinikaufenthalten und in Selbsthilfegruppen bekommt man Empfehlungen, die man so in Fachbüchern eher selten liest und im Gespräch mit Fachärzten auch nicht unbedingt erfährt. Daher lohnt sich eine Anmeldung bei erfahrenen Selbsthilfegruppen wie Headbook oder der Migräne Community in jedem Fall!

Es gibt ganz unterschiedliche Charaktere unter den Mitpatienten. Da sind zum einen die Migräne-Hardliner, die morgens vorm Frühstück bereits ihre erste Anwendung haben und dann übereifrig den ganzen Tag durchpowern, ohne Rücksicht auf Verluste. Sie müssen anscheinend sich selbst und allen anderen immerzu beweisen, wie leistungsstark sie sind und dass sie der Migräne nicht erlauben, ihren Tatendrang zu stoppen oder auch nur punktuell einzuschränken. Aber das ist wahrscheinlich ihre Art, mit der Krankheit umzugehen. Ich glaube nur nicht, dass sie sich und ihrem ohnehin schon überreizten Nervensystem einen Gefallen damit tun.

Dann gibt es Patienten, die Maß halten und genau abwägen, was ihnen guttut und was nicht und bei Bedarf auch eine Pause einlegen. Die sich, je nach Verfassung, zurückziehen oder in Aktion treten.

Darüber hinaus gibt es natürlich auch die Unverbesserlichen, die fast alle Hilfsangebote ablehnen und die Zeit mehr oder weniger nörgelnd oder phlegmatisch auf ihrem Zimmer verbringen, auch dann, wenn sie gerade keinen Anfall zu beklagen haben. Das sind zum Glück die Ausnahmen.

Die meisten Patienten sind hochmotiviert und sehr aufnahmefähig, was das Miteinander in der Klinik so angenehm macht und für mich ein deutliches Zeichen dafür ist, wie wohltuend ‚normal' wir trotz aller Einschränkungen sind. Was für eine Erkenntnis: Wir sind nicht nur Schmerzpatienten mit einer erheblichen Behinderung, sondern auch Menschen mit ganz gewöhnlichen Wünschen, Meinungen, Hoffnungen und Bedürfnissen. Wir wollen aktiv sein und am gesellschaftlichen Leben teilnehmen, wann immer sich die Möglichkeit dazu bietet.

Das Gelände der Schmerzklinik ist sehr idyllisch und lädt zu ausgiebigen Spaziergängen ein. Wir hatten recht gutes Wetter, und ich verbrachte einen Teil meiner Freizeit am Wasser, hauptsächlich an der Schwentine, einem Fluss ganz in der Nähe der Klinik. Am Wochenende machte ich mit ein paar Leuten einen Abstecher nach Laboe und entdeckte dort das köstliche dänische Softeis. Am zweiten Wochenende besuchte mich mein Freund, und wir machten einen Ausflug an die Strände ‚Kalifornien' und ‚Brasilien'. Ich war ganz begeistert von dem Kieler Umland.

Meinem Migränegehirn fällt es üblicherweise schwer abzuschalten. Aber wenn ich aufs Wasser schaue, scheine ich alles um mich herum zu vergessen und konzentriere mich ganz auf die Weite des Meeres. Aus dem Grund liebe ich die offene See, weil sie diese beruhigende Wirkung auf mich hat und meine Aufmerksamkeit auf diese eine Sache lenkt. Ein herrliches Gefühl!

Die Kombination von selbstbestimmter Freizeitgestaltung und fachkundiger Behandlung und Vorträgen, die uns seitens der Klinik geboten wurde, war topp, und ich glaube, dass es auch nur so funktioniert, nämlich indem man Bezug auf die Krankheit nimmt und ebenso das Leben darüber hinaus einbezieht. Wie zu Hause auch laufen die Krankheit und das Alltagsgeschäft parallel nebeneinander her. Es muss beides wahrgenommen, gespürt und miteinander verknüpft werden.

Worüber sich die Patienten untereinander auch austauschten, war das Thema Süchte! Obwohl ich mich nicht als suchtgefährdet im pathologischen, also krankhaften Sinn bezeichnen würde, ist mir durchaus bewusst, wie leicht man der Versuchung unterliegt, die Frustration, die durch die Krankheit entsteht, mit einem Verhalten zu kompensieren, das suchtähnliche Ausmaße annehmen kann. Ich musste immer wieder feststellen, dass ich mich mit Kleidung und Krimskrams eindeckte, obwohl ich bereits mehr als genug davon besaß. Aber ich liebte es, Schnäppchen zu machen und freute mich, zumindest kurzfristig, über jedes günstig erworbene Teil. Bevorzugt steuerte ich Flohmärkte, Tauschbörsen und preisgünstige Secondhandshops an. Ich wollte mich mit dem Neuerwerb belohnen. Außerdem lenkte mich der Einkauf von der Krankheit ab. Mir war klar, dass ich mich nicht freikaufen konnte, aber die Einkäufe gaben mir innerlich eine gewisse Genugtuung durch das befreiende Gefühl, eigene Entscheidungen treffen zu können. In Bezug auf die Krankheit ist das kaum möglich. Ich konnte mich schließlich nicht für oder gegen die Anfälle entscheiden, allenfalls dafür, wie ich damit umging. Aber ich konnte mich klar dafür entscheiden, etwas zu kaufen oder es zu lassen. Mir erschien die Krankheit mitunter als so hässlich, dass ich mich wenigstens mit schönen Dingen belohnen wollte.

Ein weiteres großes Thema, mit dem ich mich in der Klinik auseinandersetzte, war der Umgang mit dem Essen. Ich muss zugeben, dass sich mein Essverhalten mit der Zeit verändert hatte, denn ich aß mehr, als mein Körper benötigte und hatte auch hierbei das Gefühl, mich belohnen und ablenken zu müssen. Ich aß aber auch aus Frust und aus Langeweile. Ich hatte Heißhungerattacken aufgrund meines Energiemangels. Ich aß gegen die Übelkeit an und aus Angst vor einem erneuten Anfall, um mich zu beruhigen und wegen der Glücksgefühle, die ein gutes Essen oder Süßigkeiten vorübergehend auslösen … Die Medikamente, die ich einnahm, taten ihr übriges und steigerten meinen Appetit. Dann noch der Umstand der Wechseljahre und mein Bewegungsmangel … Natürlich blieb das alles nicht ohne Folgen. Ich nahm langsam, aber stetig zu. Unter Umständen kann sich eine Gewichtszunahme auch negativ auf die Migräne auswirken. Obwohl ich das wusste, konnte ich die Finger nicht von den Leckereien lassen. Mir war klar, dass ich mich diesem Thema zukünftig würde stellen müssen. Aber das Erkennen des Problems war der erste wichtige Schritt!

Kurz vor der Abreise hatte ich meinen Botox-Termin bei Dr. Heinze. Mit schweißnassen Händen, die fest ineinander gekrallt waren, wartete ich im Wartebereich seines Behandlungszimmers. Schließlich kam er auf mich zu und sagte: „So, und Sie wollen also heute Botox von mir haben? Na, dann kommen Sie mal mit." Ich trottete blass und schweigend hinter ihm her und harrte der Dinge, die da kamen. Alle Aufregung war umsonst.

Dr. Heinze machte seine Sache sehr gut. Er unterhielt sich während der ganzen Behandlungszeit mit mir, und auf diese Weise merkte ich gar nicht, wie schnell alles vonstattenging. Als ich dachte, dass ich vielleicht die Hälfte geschafft hätte, sagte er: „So, das war's, wir sind fertig." Ich war sehr erleichtert. Sicherlich gibt es Angenehmeres als Botox-Injektionen. Aber sie sind bis auf zwei, drei Einstichpunkte kaum der Rede wert. Und die unangenehmen Einstiche kann man auch aushalten. Man weiß ja, wofür man diese Prozedur über sich ergehen lässt. Zwei, drei Tage nach der Behandlung glättete sich meine Stirnhaut. Ich konnte sie tatsächlich nicht mehr in Falten legen. Das war schon echt ein etwas gruseliges Gefühl.

Die Verabschiedung von der Schmerzklinik war vielleicht nicht so emotional und tränenreich wie die von der Reha in Bad Zwesten, aber das bedeutete keineswegs, dass mir der Abschied leichtfiel. Ich musste einen Ort verlassen, an dem ich mich total verstanden fühlte, rundum gut betreut wurde und einiges dazugelernt hatte.

Mein behandelnder Arzt fragte mich in unserem Abschlussgespräch, ob es noch offene Fragen gebe. Er sagte: „Ich möchte nicht, dass Sie nach Hause fahren, ohne dass Sie alle wichtigen Fragen losgeworden sind, die Ihnen auf dem Herzen liegen." Ich war beeindruckt! Während der gesamten Behandlungszeit stellte ich immer wieder fest, wie ernst wir von den Ärzten genommen wurden. Nie wirkte jemand hektisch oder genervt. Niemand behandelte mich je von oben herab oder ignorierte mein Anliegen. All das Unangenehme, was ich im Laufe der Jahre mit Ärzten erlebt hatte, begegnete mir in Kiel zum Glück nie. Mein Fazit: So stelle ich mir eine gelungene, effiziente Zusammenarbeit auf Augenhöhe vor.

Nach jedem Klinikaufenthalt stellen einem die Leute für gewöhnlich die Frage, was einem der Aufenthalt hinsichtlich der Migräne gebracht hat. Das ist in der Regel das Erste, was die Menschen wissen wollen, wenn man wieder in seiner gewohnten Umgebung ist. Mir graut immer vor dieser Frage, und ich möchte am liebsten etwas gereizt darauf antworten: „Na, also zaubern können die dort auch nicht." Aber man will ja nicht unhöflich sein. Alle meinen es ja gut mit mir, dessen bin ich mir bewusst. Aber Migräne ist derzeit unheilbar! Natürlich werde ich nicht als geheilt entlassen! Auch eine sofortige, messbare Verbesserung festzustellen ist nicht immer einfach. Das Entscheidende, das man in Kliniken lernt, kann oft erst langfristig greifen und zu einem spürbaren Erfolg führen, vor allen Dingen, wenn es sich um die verhaltenstherapeutischen Aspekte handelt. Leider gibt es keinen Knopf, auf den man drücken kann und schon ist alles um ein Vielfaches besser. Es ist eher ein mühsamer Weg. Ein Weg der kleinen Schritte. Natürlich gibt es auch echte Erfolgsgeschichten, Patienten, die sofort nach einem Klinikaufenthalt in Kiel oder anderen renommierten Kliniken eine vehemente Verbesserung ihrer Beschwerden erreichen. Aber das war bei mir leider nicht der Fall.

Stattdessen passierte in den nächsten Monaten etwas anderes sehr Spannendes: Ich räumte mein Leben auf! Ich trennte mich zunächst von Dingen, die ich nicht mehr brauchte. Meine Kollegin Angelika half mir netterweise, meine Wohnung und meinen Dachboden zu entrümpeln. Als ich die Massen ausrangierter Sachen betrachtete, schämte ich mich. Was hatte sich da nur für ein Ballast angesammelt? Der Besitz ergreift schleichend Besitz von einem und endet, wenn man nicht aufpasst, in der Maßlosigkeit. Mir war es wirklich peinlich, dass ich offenbar den Überblick darüber verloren hatte, was ich da alles so über die Jahre hinweg hortete. Das ‚Highlight' bestand in ca. fünfundzwanzig Rollen Geschenkpapier und ungefähr vierzig Gürteln, von denen mir mindestens die Hälfte längst nicht mehr passte ...

Ich warf eine ganze Menge weg, aber verschenkte auch so einiges. Im Büro des Jugendzentrums, in dem ich arbeite, richtete ich einen Gabentisch ein. Über mehrere Wochen brachte ich fast täglich Gebrauchsgegenstände mit zur Arbeit. Meine Kolleginnen suchten sich raus, was sie davon gebrauchen konnten, und den Rest spendete ich an die ortsansässige ‚Kleiderkammer'. Durch das Aufräumen erlangte ich mehr Klarheit und spürte, dass sich die neugewonnene Ordnung auf meine Stimmung auswirkte. Ich fühlte mich regelrecht befreit.

Schließlich trennte ich mich auch von Menschen, die mir nicht mehr guttaten, so auch von meinem Freund, mit dem ich etwas länger als ein Jahr zusammen war. Wir waren zu verschieden und hatten zu viele Meinungsverschiedenheiten und Konflikte, die wir nicht lösen konnten. Die Trennung war für mich daher unvermeidlich.

Es schien so, als hätte ich eine neue Energie gewonnen, mit deren Hilfe ich all das hinter mir lassen konnte, was mich beeinträchtigte oder nicht mehr in mein

Leben passte. Ich schuf auch Raum für neue Projekte. So wurde ich Mitglied bei einer Improtheatergruppe, die sich zum Ziel gesetzt hatte, vor Publikum aufzutreten, und schließlich entschloss ich mich zum Bücherschreiben.

Ich bin mir sicher, dass mein Aufenthalt in der Klinik mich dazu ermuntert hat, all das anzugehen, was längst überfällig war. Der Klinikaufenthalt hatte vielleicht keinen unmittelbaren Einfluss auf die Migränehäufigkeit und auch nicht auf die Intensität der Symptome, aber er hat auf besondere Weise auf mein Leben eingewirkt. Diese Zusammenhänge begriff ich aber erst, nachdem ich nach und nach feststellte, was sich alles in meinem Leben verändert hatte, seit ich in Kiel gewesen war.

Die Botoxbehandlung musste in Bremen natürlich fortgeführt werden. Da Dr. B. P. keine Erfahrung mit Botox hatte, musste ich mich anderweitig umsehen. Ich wusste, dass Dr. X Botox verabreicht. Da nach unserem letzten Debakel etwas Zeit verstrichen war und ich ihm zutraute, dass er das gut machen würde, wandte ich mich wieder an ihn. Natürlich wollte Dr. X wissen, weshalb ich so lange nicht bei ihm gewesen war. Ich sagte: „An Tagen, an denen ich sehr schwer unter Übelkeit leide, ist mir der Anfahrtsweg zu weit. Deshalb habe ich mir eine Praxis in meinem Wohnbezirk gesucht." Das war nicht gelogen, aber natürlich auch nur die halbe Wahrheit. Aber ich hatte keine Lust, die ganze Geschichte aufzurollen, und ich wollte keinesfalls riskieren, seinen Unmut auf mich zu ziehen. Dr. X übernahm die Behandlung und erledigte sie fix und professionell. Er bat mich darum, an einer Migräne-Studie teilzunehmen, und ich erklärte mich einverstanden. Dr. X sagte:

„Es ist sehr wichtig, dass Sie an dieser Studie teilnehmen, weil Sie eine so seltene Migräneform haben. Sehr wichtig sogar." Was ich aber dann nicht verstehe, ist, dass ich an keiner Stelle eintragen konnte, unter welchen Symptomen ich leide bzw. welche Diagnose ich habe. Meine spezielle Migräneform wurde gar nicht erfasst. Wieso war meine Teilnahme dann so wichtig, fragte ich mich, und wem sollte das etwas nützen? Ich fühlte mich ein bisschen verschaukelt ...

Ich musste fast jedes Mal, wenn ich in die Praxis kam, einen langen Fragenkatalog ausfüllen. Mich ermüden und stressen solche Erhebungen. Mit den Fragen von Dr. X konnte ich nicht viel anfangen. Ich muss den Sinn und Zweck einer Befragung auch erkennen können, um mich daran beteiligen zu wollen. Mir fiel auf, dass sich viele Fragen überschnitten oder sehr unpräzise gestellt wurden. Außerdem musste man Aussagen treffen, die kaum realistisch zu beantworten waren. Es ist beispielsweise sehr wichtig, dass man zwischen Beurteilungen unterscheidet, die während eines akuten Anfalls oder im gesunden Zustand getroffen werden. Natürlich beurteile ich viele Dinge – je nach körperlicher und psychischer Verfassung – total unterschiedlich. Auch wenn ich mir Mühe gab, alles korrekt auszufüllen, hatte ich doch jedes Mal das Gefühl, dass ich die Fragen nicht zufriedenstellend beantworten konnte und sie somit auch keine große Aussagekraft besaßen. Vielleicht zeigt sich dabei das, was so typisch für Migränepatienten sein soll: dass sie ungeduldig werden, wenn Dinge nicht auf den Punkt gebracht werden ...

Botox wurde mir insgesamt dreimal gespritzt, aber leider ohne Erfolg. Die Anfälle kamen fast noch häufiger als vorher, ließen sich aber mit den Triptanen und mit Vomex zunächst ganz gut in den Griff kriegen. Nachdem das Vomex nicht mehr so zuverlässig wirkte, landete ich wieder im Triptan-Übergebrauch. Es war wie verhext. Dabei hatte ich mir gerade zehn Vomex-Vorratspackungen bestellt, weil ich auf die Bestellung Prozente bekam!

Das Improtheater musste ich nach einer Spielzeit mit dazugehörigem Auftritt vorübergehend aufgeben. Es wurde mir alles in allem doch zu viel. Migräne in einer Endlosschleife, eine Vollzeitstelle, mein Buchprojekt und das Theaterspielen. Daneben noch Haushalt führen, Zeit für Familie und Freundeskreis finden und kostbare Zeit für mich selbst freischaufeln. Das bekam ich logischerweise nicht mehr alles unter einen Hut. Aber auch diese Achtsamkeit mit sich selbst zu entwickeln ist eine wichtige Errungenschaft im Umgang mit der Krankheit. Zu spüren, was man sich zumuten kann und was nicht und dann entsprechende Konsequenzen zu ziehen. Wenn man kein gutes Gespür für die eigene Überforderung hat, kann das persönliche Umfeld mithelfen, darauf aufmerksam zu machen ...

21. Wie können Angehörige unterstützen?

Ein wichtiger Punkt vorweg: Die massive Behinderung durch eine schwere Verlaufsform der Migräne hat immer auch starke Auswirkungen auf die unmittelbare Umgebung. Auch die Angehörigen und der Freundeskreis sind von der Krankheit indirekt betroffen und leiden mit. Die gesundheitlichen Probleme eines Menschen, der einem nahesteht, verlangen Rücksichtnahme, Verständnis und enorm viel Geduld. Es ist nicht immer einfach, das totale Abgrenzungsbedürfnis der Migräniker nicht persönlich zu nehmen. Daher stößt dieser soziale Rückzug manchmal auch auf Unverständnis in der Familie und im Freundeskreis. Immer wieder die notwendige Empathie aufzubringen und ständig die eigene Enttäuschung oder gar Verärgerung zurückzuhalten, ist sicher auch nicht leicht. Daher rate ich Angehörigen, sich Folgendes immer wieder vor Augen zu führen: Es geht nicht darum, Menschen auszugrenzen, sondern Bedingungen zu schaffen, die dazu beitragen, die Leidenszeit durch die Migräne zu verringern. Das geht manchmal leider nur, indem sämtliche äußeren Reize komplett ausgeschaltet werden und man sich für gewisse Zeit vollkommen zurückzieht. Manche Betroffene wissen es sehr zu schätzen, wenn die Angehörigen sich dennoch in unmittelbarer Nähe aufhalten und bei Bedarf entsprechend schnell zur Stelle sind. Es gibt aber auch einfach Menschen so wie ich, die während eines unbehandelten Anfalls niemanden um sich haben möchten, was natürlich auch an meiner speziellen Symptomatik liegt.

Die beste Unterstützung, die man Schmerzkranken angedeihen lassen kann, besteht darin, ihnen aufmerksam zuzuhören und unter keinen Umständen ihre Glaubwürdigkeit anzuzweifeln. Die meisten Migränepatienten neigen meiner Einschätzung nach eher zur Untertreibung als zur Übertreibung! Es gibt für Schmerzkranke wohl nichts Schlimmeres, als wenn man an dem Wahrheitsgehalt ihrer Aussagen zweifelt, besonders dann, wenn der Argwohn in den eigenen Reihen aufkommt. Obwohl Betroffene durchaus mal über ihre Schmerzerkrankung reden, bleibt das meiste doch ungesagt. Man sieht in der Regel nur die Spitze des Eisbergs. Migräniker möchten die Menschen aus ihrem persönlichen Umfeld nicht beunruhigen oder unnötig belasten. Außerdem steht oftmals die Angst dahinter, nicht verstanden zu werden oder als psychisch labil zu gelten. Darüber hinaus möchte man sich selbst das ganze Ausmaß der Erkrankung nicht unbedingt eingestehen. Indem etwas unmissverständlich zur Sprache kommt und klar benannt wird, wird es irgendwie auch offiziell. Das kann Ängste heraufbeschwören, die einem schnell über den Kopf wachsen. Man kann schließlich immer nur so viel zugeben, wie man auch selbst ertragen kann. Dieses Dilemma, in dem die Betroffenen stecken, müssen Angehörige erst mal begreifen. Menschen, die an einer chronischen Krankheit wie Migräne leiden, brauchen Halt und Orientierung, Zuversicht und lohnenswerte Ziele und Menschen, die sie verstehen und unterstützen.

Da das Gehirn von Migränepatienten so empfindlich reagiert, ist es notwendig, nach einem gleichbleibenden Tagesrhythmus zu leben. Regelmäßige Mahlzeiten, feste Zubettgehens-Zeiten und in den Tagesablauf eingebaute Ruhephasen sind genauso wichtig wie immer um die gleiche Uhrzeit aufzustehen, starke Stressfaktoren wie Lärmbelästigung und große Menschenansammlungen zu meiden und grundsätzlich nicht zu vielen Reizen ausgesetzt zu sein. Migräniker wollen ihre Angehörigen nicht verärgern, wenn sie auf die Einhaltung dieser Verhaltensregeln achten, sondern schlicht und ergreifend Migräneanfälle vermeiden. Man darf also auch das bitte niemals persönlich nehmen und gegen sich beziehen. Schließlich ist das keine Böswilligkeit, sondern einzig und allein den Bedingungen geschuldet, die die Krankheit mit sich bringt. Denn Regelmäßigkeit und ein maßvolles Leben gehören zu den wichtigsten Voraussetzungen, um einer Migräneattacke vorzubeugen.

Wenn man Schmerzpatienten aktiv unterstützen möchte, kann es sehr hilfreich sein, ihnen während eines schweren Anfalls den Rücken freizuhalten. Das bedeutet, ihnen die Hausarbeit abzunehmen, Einkäufe zu erledigen, die Kinder zu versorgen, mit dem Hund Gassi zu gehen usw. Es kann für die Schmerzkranken sehr belastend sein, wenn sie das Gefühl haben, sich während einer starken Attacke um das ‚Alltagsgeschäft' kümmern zu müssen, obwohl sie kaum genug Energie aufbringen können, um sich selbst zu versorgen. Ich betone es noch einmal: Niemand legt sich aus Spaß oder Faulheit zwei Tage in einen abgedunkelten Raum und schottet sich völlig ab. Es ist keine Übertreibung, sondern bedauerlicherweise eine absolute Notwendigkeit.

Was vermutlich viele Betroffene als sehr unangenehm empfinden, ist die häufige Nachfrage nach dem

Befinden. Natürlich ist das lieb gemeint, wenn Bekannte und Angehörige sich danach erkundigen, wie es einem geht. Aber niemand möchte in schlimmen Krankheitsphasen ständig aussprechen, wie schlecht es einem geht oder, das wäre in dem Fall die Alternative, einfach behaupten, dass man beschwerdefrei ist, obwohl das nicht der Wahrheit entspricht. Besser als zu fragen: „Wie geht's dir?" oder schlimmer noch: „Geht's dir gut?" wäre die Frage zu konkretisieren: „Schlagen die Medikamente gut an?" oder: „Wie viele Anfälle hattest du in letzter Zeit?" Anhand der Antworten kann man die Befindlichkeit bezüglich der Migräne sehr wahrscheinlich schon ablesen. Noch besser ist es, Fragen zu stellen, die nicht unmittelbar mit der Migräne in Verbindung stehen. So etwas wie: „Wie war dein Wochenende?" oder: „Was macht die Arbeit?" Das lässt mehr Spielraum für Antworten, die einen nicht automatisch dazu zwingen, sich negativ äußern zu müssen. Jede allgemein gestellte Frage ist definitiv besser als einen chronisch kranken Menschen zu fragen: „Geht's dir gut?"

Migräniker wollen sich nicht immerzu erklären, rechtfertigen oder über ihre Misere jammern. Auf der anderen Seite haben sie natürlich schon hin und wieder das Bedürfnis, über ihre schwierige Situation zu sprechen und sich darüber Erleichterung zu verschaffen. Man sollte als nahestehende Person ein offenes Ohr dafür haben. Es gilt aber das richtige Maß zu finden, um einerseits Mitgefühl und Interesse zu bekunden und andererseits nicht zu sehr um die Krankheit zu kreisen. Das taktvoll miteinander auszupendeln und in Balance zu bringen, ist für die Schmerzkranken und ihr Umfeld gleichermaßen herausfordernd.

Migräniker könnten zusätzlich dazu motiviert werden, ein ausführliches Schmerztagebuch zu führen, falls sie dies nicht schon von sich aus tun. Es kann sehr entlastend sein, seine diffusen Gedanken zum Schmerz zu sortieren und aufzuschreiben. Ich spreche da aus eigener Erfahrung.

Die bekannte Sterbeforscherin Elisabeth Kübler-Ross hat fünf Phasen der Trauer und des Sterbens beschrieben. Dazu zählen das Leugnen, der Zorn, das Verhandeln, die Depression und die Akzeptanz. Ich bin der Ansicht, dass sich dieses Fünf-Phasen-Modell auf jede Lebenskrise übertragen lässt, in der man starken emotionalen Erschütterungen ausgesetzt ist. Manchmal fällt man zunächst in eine Art Schockstarre! Das können beispielsweise eine plötzliche Trennung vom Lebenspartner, der Arbeitsplatzverlust, der Tod eines geliebten Menschen oder eben die Gewissheit, mit einer chronischen Erkrankung leben zu müssen, sein, wobei die aufgeführten Gemütszustände sicher Schwankungen unterliegen und je nach Befindlichkeit und Persönlichkeit ganz unterschiedlich stark ausgeprägt sein können. Vielleicht verhilft es Angehörigen zu einem besseren Verständnis, wenn sie sich klarmachen, dass es diese verschiedenen Phasen der emotionalen Verarbeitung gibt und dass sie ganz normal sind und zu dem Prozess gehören, eine schwerwiegende Erkrankung innerlich anzunehmen. Um zu einer Gelassenheit und Akzeptanz zu gelangen, müssen sich die Schmerzkranken erst einmal durch alles Unbequeme und Unliebsame hindurcharbeiten.

Wenn man das Gefühl hat, dass die Migräne einen „innerlich auffrisst", so wie ich das in meinem Tagebucheintrag geschildert habe, dann bedeutet das, dass man sich in dem Moment von der Krankheit vereinnahmen und beherrschen lässt. Gedanken sind machtvoll, im Guten wie im Schlechten! Negative Gedanken wirken sich auch negativ auf das Allgemeinbefinden aus. Positive Gedanken wirken unterstützend. Grundsätzlich gilt: Je besser es Schmerzpatienten gelingt, eine positive Grundstimmung zu erzeugen, desto gefestigter sind sie und können ihrer Krankheit diese positive Lebensenergie entgegensetzen. Es reicht aber nicht aus, positiv zu denken. Man muss eine positive Lebenseinstellung so sehr verinnerlichen und sich zu eigen machen, dass diese Grundhaltung in Worten und Taten spürbar wird. Das ist mit chronischer Migräne im Schlepptau nicht immer zu leisten. In starken Schmerzphasen ist das eine Überforderung, da man vorübergehend keine klaren Gedanken mehr fassen kann und der Schmerz vollständig Besitz von einem ergreift. Man muss Kräfte sammeln und freisetzen, wenn man dazu in der Lage ist und buchstäblich den Kopf dafür frei hat. In guten Phasen sollte man sich darum bemühen, sich positiv aufzuladen. Angehörige können Betroffene darin unterstützen, all ihre Ressourcen wahrzunehmen und zu aktivieren, wann immer die Möglichkeit dazu besteht.

Soziale Beziehungen, der Umgang mit Tieren, Hobbys und Urlaubsreisen können die Schmerzkrankheit positiv beeinflussen. Wie jeder andere Mensch auch sind Migräniker auf gesellschaftliche, kulturelle und persönliche Bindungen angewiesen. Ob nun Musik, Kunst, Theater, Tanz, Sport, ein gutes Essen oder ein Abend in netter Gesellschaft ... All diese Beschäftigungen können einen wertvollen Beitrag dazu leisten, dass sich die Betroffenen wohler fühlen und die Krankheit in den Hintergrund tritt, zumindest solange die Triptane einigermaßen gut wirken. Ebenso können sich die selbstgewählte Stille, Achtsamkeitsübungen oder eine geführte Meditation positiv auf die Migräne auswirken. Alle Tätigkeiten, die Kreativität und Glücksgefühle freisetzen, verhelfen zu mehr Lebensfreude und Ablenkung. Es gilt also Schmerzkranke, die sich in sich selbst zurückziehen, dazu zu motivieren, entsprechende zwischenmenschliche Kontakte zu pflegen und angenehmen Beschäftigungen nachzugehen, um somit einer sozialen Isolation wirksam entgegenzusteuern.

Es wäre wünschenswert, wenn sich Angehörige ausführlich über die Ursachen der Migräne, die Therapiemöglichkeiten und besonders über die verhaltenstherapeutischen Empfehlungen informieren. Durch das entsprechende Hintergrundwissen können sie effektiver eingreifen und wirksamer unterstützen. In besonders schweren Fällen, ganz besonders wenn alleinerziehende Mütter oder Väter oder deren Kinder sehr schwer von Migräne betroffen sind, ist es ratsam, sich zusätzliche Hilfen zu suchen. Im Bedarfsfall kann man Leistungen beim örtlichen Jugendamt beantragen und sich an die ambulante Familienpflege wenden. Es kommt unter Umständen eine Tagespflege (Betreuung durch eine Tagesmutter) oder die sozialpädagogische Familienhilfe in Betracht. Auskunft hierzu erteilt das zuständige Jugendamt. Eine Haushaltshilfe müsste bei Bedarf bei der Krankenkasse beantragt werden.

Migräniker können aufgrund ihrer massiven Belastung zeitweilig durchaus auch reizbar und anstrengend sein und ihre Angehörigen somit ganz schön auf Trab halten. Schmerzkranke leiden mitunter so stark, dass sie sehr deprimiert und niedergeschlagen wirken oder sogar extremen Stimmungsschwankungen ausgesetzt sind und depressive Phasen durchmachen. Das stellt eine große Bürde für alle Beteiligten dar und kann langfristig überfordern. Bei starken Konflikten innerhalb der Familie kann man sich an eine Familienberatungsstelle wenden oder eine Paar- oder Familientherapie bei erfahrenen Fachleuten ins Auge fassen.

Auch Selbsthilfegruppen können zu einer wichtigen Anlaufstelle werden. Es gibt in vielen größeren Städten auch Selbsthilfegruppen für Angehörige Schmerzkranker. Auch im Internet kann man sich entsprechenden Gruppen anschließen. Kontaktadressen findet man zum Beispiel über das ‚Netzwerk Selbsthilfe' oder über die Stichwortsuche. Bei ‚headbook.me'. wurde beispielsweise auch eine Gruppe ‚Angehörige Schmerzkranker' eingerichtet. Angebote dieser Art dienen dem Erfahrungsaustausch. Man stößt auf Verständnis und Mitgefühl, erhält praktische Tipps und wird von der Gruppe emotional aufgefangen. Zusammenfassend möchte ich Angehörigen also Folgendes ans Herz legen:

Es sollte eine Selbstverständlichkeit sein, aufmerksam zuzuhören, Interesse zu signalisieren und die Erkrankung in jedem Fall ernst zu nehmen. Im Bedarfsfall sollte man Unterstützung anbieten und Mitgefühl zeigen, ohne dabei in Mitleid zu verfallen. Es ist wichtig, sich darum zu bemühen, die innere Not der Betroffenen zu erkennen. Man muss aber auch ihre Ressourcen wahrnehmen und gegebenenfalls dazu auffordern, dass sie diese Ressourcen auch nutzen. Angehörige sollten sich entsprechendes Fachwissen über die Migräne aneignen und, falls erforderlich, selbst Unterstützung suchen.

22. Die heilende Wirkung des Placebo-Effekts

Der ‚Placebo-Effekt' ist ein ausgesprochen interessantes Phänomen und fasziniert mich sehr. Da der Placebo-Effekt sowie auch der ‚Nocebo-Effekt' in der Schmerzbehandlung eine wichtige Rolle spielen können, möchte ich diese Phänomene gern näher beleuchten. Gehört hat vermutlich jeder schon davon, zumindest der Placebo-Effekt dürfte allgemein bekannt sein. Wenn man sich etwas intensiver mit der Thematik beschäftigt, findet man heraus, welch starken Einfluss diese Effekte tatsächlich haben können und wie zuverlässig sie mitunter wirken.

Placebos sind überwiegend Scheinmedikamente, die keine arzneilichen Wirkstoffe enthalten. Sie beinhalten in der Regel stattdessen Zucker oder Stärke und werden in einer für Medikamente üblichen Darreichungsform angeboten.

Placebo-Effekte sind alle positiven psychischen und körperlichen Reaktionen auf ein Scheinmedikament, eine Scheinoperation oder mentale Beeinflussungen, durch die sich der Gesundheitszustand verbessert. Die Wirkung von Placebos wird mit psychosozialen Mechanismen wie Suggestion, d. h. mentale Beeinflussung und Erwartungshaltung und Konditionierung, also Reaktion auf einen eingeübten, erlernten Reiz erklärt. Auch das Besprechen, Reiki, Schamanismus und andere Heilrituale, die einen positiven Effekt haben können, sind mit dem Placebo-Effekt erklärbar. Positive Erwartungen erzeugen Gefühle von Optimismus, Energie und Wohlbefinden. Deshalb wirken sie!

Der griechische Philosoph Platon (427–347 vor Christus) war fest überzeugt davon, dass Worte die Kraft haben, Kranke zu heilen.

Der Begriff ‚Placebo' entstammt allerdings der christlichen Liturgie. Im späten Mittelalter wurde dieser Begriff im Sinne von ‚Scheinheiligkeit' und ‚unechter Ersatzleistung' verwendet. Erst im 18. Jahrhundert wurde der Begriff ‚Placebo' allmählich zum Bestandteil des medizinischen Wortschatzes in der Bedeutung, die wir heute kennen. Placebos werden in der Forschung und in der Behandlung von Krankheiten eingesetzt.

Der Begriff ‚Nocebo' wird erst seit einigen Jahren verwendet, obwohl das Phänomen als solches schon viel länger, nämlich aus dem Voodoo-Zauber, bekannt ist. Als Nocebo-Effekt bezeichnet man alle negativen psychischen und körperlichen Reaktionen auf den Gesundheitszustand, die aufgrund einer negativen Erwartungshaltung (Ängste) entstehen.

Placebos in klinischen Studien: Für die Zulassung neuer Medikamente durch die zuständigen Gesundheitsbehörden sind placebokontrollierte, doppelblinde Studien erforderlich. ‚Doppelblind' bedeutet, dass weder die Ärzte noch die Probanden, die an den Studien teilnehmen, wissen, wer das Placebo und wer das echte Medikament erhalten wird. Der doppelblinde Ansatz soll dafür sorgen, dass die Ergebnisse nicht beeinflusst und dadurch möglicherweise verfälscht werden. Es versteht sich von selbst, dass das Scheinmedikament in Form, Farbe und Geschmack mit dem echten Medikament übereinstimmen muss. Ein neues Medikament wird nur dann zugelassen, wenn ein deutlicher Wirksamkeitsnachweis des Medikaments erbracht werden kann, d. h. wenn es dem Placebo in seiner Wirkung eindeutig überlegen ist.

Die ersten klinischen Versuche wurden von Ärzten entwickelt, die entweder beweisen wollten, dass die Homöopathie wirkt, oder die Absicht verfolgten, diese Heilmethode als nutzlos zu entlarven. Der erste Arzt, der Placebos nach dem heutigen Verständnis einsetzte, soll ein Dr. Hermann gewesen sein. In einem Militärkrankenhaus in St. Petersburg wurde diese entsprechende Studie im Jahre 1830 mit fachlicher Unterstützung seines Kollegen Dr. Gigler durchgeführt. Die Ärzte verabreichten einer Versuchsgruppe herkömmliche Medikamente, versorgten eine zweite Versuchsgruppe mit homöopathischen Mitteln und eine dritte Kontrollgruppe mit Placebos in Form von Pseudopillen, die keinen Wirkstoff enthielten. Das überraschende Ergebnis: In der Placebo-Gruppe ließen sich die besten Erfolge verzeichnen.

Die erste doppelblinde, placebokontrollierte Studie nach modernen Kriterien wurde 1907 von W. H. R. Rivers durchgeführt. Es dauerte jedoch bis in die Mitte des 20. Jahrhunderts, bis placebokontrollierte Studien schließlich in der klinischen Forschung Standard wurden.

Der Placebo-Effekt in der medizinischen Behandlung: Im Netz finden sich unzählige Beispiele für die Wirksamkeit von Placebos. Ich möchte drei Beispiele herausgreifen, die mich sehr beeindruckt haben.

1. Im Zweiten Weltkrieg sah der amerikanische Feldlazarettarzt Henry Beecher, wie eine Krankenschwester einem verwundeten Soldaten eine Koch-

salzlösung spritzte, weil das Morphium ausgegangen war. Er stellte überrascht fest, dass der Soldat nach der Infusion weniger über Schmerzen klagte, da der Verwundete überzeugt davon war, das schmerzstillende Morphium erhalten zu haben. Aufgrund dieser Beobachtung folgte der Arzt dem Beispiel der Krankenschwester und versorgte seine Patienten ebenfalls mit der Kochsalzlösung. 1955 erschien sein Buch ‚The Powerful Placebo'. Es war seinerzeit die erste wissenschaftliche Abhandlung, die sich diesem Phänomen widmete.

2. Über zwanzig gesunde Probanden im Alter zwischen 20 und 40 Jahren wurden einem Hitzereiz ausgesetzt, der einen mittleren bis starken Schmerz verursachte. Die Versuchsgruppe erhielt eine Infusion in drei Phasen. Als Erstes wurde den Probanden Morphium gespritzt, ohne dass sie davon wussten. Die Versuchspersonen erwarteten keine Linderung ihrer Schmerzen und nahmen sie daher auch nicht wahr. Danach wurde ihnen gesagt, dass sie ein starkes Schmerzmittel erhielten, woraufhin sie ihre Schmerzen deutlich geringer angaben. Obwohl die Dosierung identisch war, erlebten die Probanden einen sehr viel höheren schmerzlindernden Effekt. Zu guter Letzt erhielten die Versuchspersonen die Information, dass sie keine Schmerzmittel bekämen und somit mit starken Schmerzen rechnen müssten. In Wirklichkeit erhielten sie aber ein Opioid in der gleichen Dosierung wie zuvor. Die Probanden gaben eine hohe Schmerzwahrnehmung an. Nocebo und Schmerzmittel waren in ihrer Wirksamkeit gleich stark. Die Angst vor den Schmerzen (die negative Erwartungshaltung) hat die Wirkung des Medika-

ments offenbar vollkommen aufgehoben. Man sieht an diesem Experiment sehr deutlich, wie stark die Erwartungshaltung unsere Schmerzwahrnehmung beeinflussen kann. (10)

3. Als Letztes möchte ich einen erfolgreichen Placebo-Effekt auf Operationen vorstellen. 2002 führte der amerikanische Chirurg Bruce Moseley ein Experiment in Houston in Texas durch. 120 Patienten mit Knie-Arthrose wurden im Krankenhaus behandelt. Die eine Hälfte von ihnen wurde auf herkömmliche Weise operiert, und die andere Hälfte erhielt nur oberflächliche Schnitte auf der Haut. Die Personen, die tatsächlich operiert worden waren, klagten nach der OP erwartungsgemäß über mehr Schmerzen. Nach zwei Jahren erklärten sich beide Gruppen zufrieden mit dem ‚Operationsergebnis'. (11)

Man kann also festhalten, dass Suggestion, Erwartungshaltung und Konditionierung eine erhebliche Rolle bei der Wirksamkeit von Placebos und Nocebos spielen. Erwarte ich von einem Medikament, einer OP oder Behandlungen auf spiritueller Ebene, dass sie mir helfen, nichts bewirken oder gar schaden, dann kann bereits die Erwartungshaltung über Erfolg oder Misserfolg entscheiden. Es stellt sich die Frage, ob man die Behandlungsmöglichkeiten für wirksam oder unwirksam hält und wie man über die Heilbarkeit oder Unheilbarkeit von Krankheiten denkt. Auch die Einschätzung der Person, von der man behandelt wird, kann maßgeblich dazu beitragen, ob die Behandlung anschlägt oder nicht. Habe ich Vertrauen in deren Kompetenz? Werde ich einfühlsam und umfassend beraten? Nimmt man sich ausreichend Zeit für mich? Fühle ich mich ernst genommen? Ist die Person, die mich berät, selbst überzeugt von der Effektivität der vorgeschlagenen Behandlung? All diese Überlegungen können die Wirksamkeit positiv wie negativ beeinflussen.

Man hat festgestellt, dass auch die Art und Weise einer Behandlung Einfluss auf die Erwartungshaltung nehmen kann. Injektionen und operative Eingriffe wecken höhere Erwartungen als eine orale Verabreichung von Medikamenten. Auch der Preis der Medikamente oder der operativen Maßnahme kann Einfluss auf die Erwartungshaltung nehmen und so die Placebo-Wirkung verstärken. Selbst die Farbe, Größe und Form der Tabletten kann darüber entscheiden, ob wir einem Medikament vertrauen. Jede medizinische oder psychologische Zuwendung sowie Grundeinstellung und Vorstellungskraft können also zu einer Verbesserung des Gesundheitszustandes führen. Aber warum ist das so?

Man geht davon aus, dass die genannten Beeinflussungen Selbstheilungskräfte freisetzen, die denen ähneln, die von echten Arzneimitteln aktiviert werden. Die Erwartungshaltung bewirkt reale Veränderungen im Körper. Reine Suggestion kann somit tatsächlich zu einer biochemischen Reaktion im Gehirn führen. Die körpereigenen Schmerzmittel (Endorphine) binden sich an die Rezeptoren im Gehirn und sorgen dafür, dass sich die Schmerzen verringern. Die Hamburger Neurologin Ulrike Bingel fand mit ihrem Team heraus, dass der Schmerzreiz bereits auf dem Weg zum Gehirn im Rückenmark gestoppt werden kann, wenn die Hoffnung auf Schmerzlinderung besteht. Das bedeutet, dass es sich beim Placebo-Effekt keineswegs um Einbildung handelt, sondern dass die Wirkung eine ganz reale ist.

Wenn durch Placebos so gute Behandlungserfolge erzielt werden können, wieso werden sie dann nicht häufiger eingesetzt? Die Frage ist leicht zu beantworten: Placebos dürfen bei der Behandlung von körperlichen Beschwerden/Schmerzen aus rechtlichen Gründen nur mit der ausdrücklichen Einverständniserklärung der Patienten eingesetzt werden. Man könnte indirekt die Vorschrift umgehen, indem eine Medizin in so geringer Dosierung verabreicht wird, dass sie medizinisch gesehen gar nicht wirken kann, außer über den Placebo-Effekt. Es wäre auch denkbar, ein nebenwirkungsarmes, ‚sanftes' Medikament zu verschreiben und dem Patienten zu suggerieren, dass dieses Präparat bei seinen Beschwerden höchst wirkungsvoll sei. Auch Nahrungsergänzungsmittel, bestimmte Nahrungsmittel oder natürliche Heilmittel etc. könnten einen Placebo-Effekt hervorrufen. Pseudomediziner verdanken ganz sicher etliche ‚Erfolge' dem Placebo-Effekt. Allerdings ist ihre Arbeitsweise nicht unbedingt mit der Hoffnung auf den Placebo-Effekt verbunden, sondern besteht vielmehr aus der festen Überzeugung, dass ihre Verordnungen selbst heilende Kräfte entwickeln.

Leider ist es so, dass der Placebo-Effekt nicht bei jedem Menschen greift und auch nicht bei jedem Schmerzzustand zum Erfolg führt. Es wird davon ausgegangen, dass ca. 30 % der betroffenen Erwachsenen, die unter Migräne leiden, auf die Wirkung einer Placebo-Behandlung ansprechen und sogar 48 % der betroffenen Kinder. Da aber nicht mal ein Drittel aller Erwachsenen Erfolge durch eine Placebo-Behandlung haben, ist auch klar, warum die meisten alternativen Heilmethoden nicht anschlagen. (12)

23. Forentreffen ‚Headbook' 2018 und das Buchprojekt

Es war – wie man meinem 1. Kapitel entnehmen kann – von früher Jugend an mein Herzenswunsch, Bücher zu schreiben. Aber es gab Phasen in meinem Leben, da glaubte ich, dass ich gesundheitlich nicht in der Lage dazu sei. Die Wahrheit ist eine andere. Denn seit ich im März 2018 begonnen habe, das Buch über Migräne zu schreiben, ist meine Migräne zunächst zwar nicht seltener oder schwächer geworden, aber sie war emotional viel leichter zu ertragen. Ich habe etwas gefunden, das mir Kraft gibt und das ich als eine große Bereicherung in meinem Leben empfinde. Ich bin so froh, eine Beschäftigung gefunden zu haben, in der eine Menge Herzblut drinsteckt und in der ich ganz und gar aufgehe. Wenn ich schreibe, tauche ich ab in eine ganz andere Welt. Eine Welt, in der meine Krankheit nicht existiert, paradoxerweise selbst dann nicht, wenn ich sie zum Thema mache ...

Im Frühjahr 2018 entschloss ich mich, an dem 9. Forentreffen von Headbook teilzunehmen, das im August 2018 in Kiel stattfinden sollte. Das war für mich ein ganz besonderes Ereignis. Ich hatte mich für eine Übernachtung in der Schmerzklinik angemeldet. In der Nacht von Samstag auf Sonntag wollte ich bei meiner Kieler Freundin Gundi schlafen.

Als ich in der Klinik eintraf, war mir sofort wieder alles sehr vertraut. Schließlich war seit meinem stationären Aufenthalt erst ein Jahr vergangen. Noch während ich im Foyer stand, ging Prof. Göbel an mir vorbei. Wir nickten uns kurz zu. Natürlich wusste er nicht, wer ich war, wir waren uns ja noch nie zuvor begegnet. Da ich ihn aber aus etlichen Fernseh- und YouTube-Interviews kannte, schien er mir seltsam vertraut, wie das so ist, wenn man sich mit einer Person des öffentlichen Lebens beschäftigt, die man persönlich gar nicht kennt.

Ich nutzte die Zeit bis zum Forentreffen im Gasthaus in der ‚Alten Mühle', um noch ein wenig bummeln zu gehen. Ich schlenderte die vertrauten Pfade am Wasser entlang. Die Sonne schien, und ich genoss es sehr, mich gedanklich auf das Treffen einzustimmen. Gleich würde ich all die Menschen zum ersten Mal sehen, die ich sonst nur aus dem virtuellen Raum kannte. Ich freute mich sehr darauf und war ganz schön aufgeregt.

Ein weiterer Grund für meine Nervosität war die Tatsache, dass ich angeboten hatte, Auszüge aus meinem Manuskript vorzulesen. Es würde das erste Mal sein, dass ich ein Feedback erhalten würde, und dann gleich von lauter Menschen, die sich so gut mit dieser Erkrankung auskannten. In dem Moment, wo man sich mit seinem Buchmanuskript an die Öffentlichkeit wagt, ist das natürlich noch mal etwas ganz anderes, als wenn man nur für sich allein im stillen Kämmerlein schreibt, so wie das bisher der Fall war. Vor einer größeren Menschenmenge zu sprechen, macht mir normalerweise nichts aus, denn das kenne ich ja von der Arbeit. Aber wenn es um das eigene Buchprojekt geht, ist das etwas anderes. Man macht sich sehr angreifbar und fühlt sich ganz eng mit dem Manuskript verbunden. Nicht umsonst bezeichnen viele Autoren ihre Bücher als ihre ‚Babys'.

Als ich in der Alten Mühle ankam, stellte ich fest, dass das Treffen nicht in einem abgeschlossenen

Gruppenraum stattfinden sollte, sondern im Garten des Gasthauses. Damit hatte ich nicht gerechnet. Wir waren ja nicht die einzigen Gäste, und der Geräuschpegel ist natürlich höher, wenn man draußen mit anderen Gästen zusammensitzt, als wenn man ungestört in einem Klubraum untergebracht ist. Es würde definitiv schwieriger werden, im Freien eine Lesung abzuhalten. Ich atmete tief durch und beschloss, mich erst mal nicht davon entmutigen zu lassen.

So langsam füllte sich der Tisch, der für uns reserviert war. Es gab ein großes ‚Hallo' von allen Seiten. Die meisten kannten sich bereits aus den Vorjahrestreffen. Ich hingegen war ja noch eine von den Neuen und für alle mehr oder weniger fremd.

Wir unterhielten uns angeregt vor und während des Essens. Die Atmosphäre war sehr entspannt und angenehm, was sich positiv auf meine Stimmung auswirkte und mir zum Glück auch meine Nervosität etwas nehmen konnte. Man fühlt sich ein bisschen wie auf einem Klassentreffen, das selten stattfindet, aber bei dem sich, durch die gemeinsame Erfahrung, alle Beteiligten stark miteinander verbunden fühlen.

Da die Sonne immer tiefer sank, musste ich mich langsam dazu durchringen, mit meiner kleinen Lesung zu beginnen. Ich hatte den Text mithilfe einer Teilnehmerin in aller Eile noch gekürzt, da er mir für die Umgebung und den Anlass dann doch zu lang erschien. Während meines Vortrags dachte ich, dass das Manuskript noch mehr Kürzungen vertragen hätte. Die Gruppe hielt aber tapfer durch und bedankte sich mit einem netten Applaus und lieben Worten. Ich war so erleichtert. Ich wurde von einigen Teilnehmerinnen sogar danach gefragt, wann das Buch denn auf den Markt käme. Also hatte ich durch die ausgewählten ‚Appetithäppchen' durchaus Interesse geweckt. Darüber freute ich mich sehr.

Nach meinem etwas ernsteren Beitrag vergnügten wir uns anschließend mit den Limericks, die Uscha zum Besten gab. Sie hatte Migräne-Verse gereimt und wunderbar zum Vortrag gebracht. Wir amüsierten uns köstlich darüber und hatten noch einen sehr vergnüglichen Abend. Schließlich machte ich mich auf den Weg in die Klinik, da ich langsam müde wurde.

Am nächsten Morgen hielt Professor Göbel einen Vortrag, den wir alle mit großem Interesse verfolgten. Auch die anschließende Fragestunde war sehr informativ. Am Nachmittag traf ich mich mit Gundi und verbrachte den Rest meines Kielaufenthalts mit meiner Freundin. Als ich nach Hause fuhr, war ich ganz erfüllt von den vielen Eindrücken der vergangenen Tage, und ich war sehr froh, dass ich an dem Treffen teilgenommen hatte.

Durch das Forentreffen in Kiel war ich hochmotiviert, mein Buchprojekt voranzutreiben. Wenn man vorhat, ein ausführliches Buch über ein so komplexes Thema wie ‚Migräne' zu schreiben, ist das Lesen von mehreren und möglichst unterschiedlichen Büchern und Fachartikeln sehr nützlich für die Entwicklung der eigenen Arbeit. Ich kann unmöglich alles aus mir selbst herausschöpfen, denn ich habe weder eine medizinische Ausbildung, noch verfüge ich über ein phänomenales Gedächtnis, sodass ich mir alles hätte merken können, was ich jemals zu dem Thema gehört habe. Es darf natürlich nicht darum gehen, nur zu reproduzieren oder sich mit fremden Federn zu schmücken, sondern darum, über den eigenen Horizont zu schauen und von dem Wissen anderer zu profitieren, die sich mit dem benötigten Lehrstoff wesentlich besser auskennen als man selbst. Ich bin auf vielseitige Anregungen und Expertenwissen angewiesen, um wissenschaftliche Erkenntnisse mit eigenen Erfahrungen, Beobachtungen und Vorstellungen kombinieren und abstimmen zu können. Das eigene Buch sollte am Ende immer schlauer und differenzierter sein als man selbst und mehr beinhalten als das, was man von Haus aus weiß. Ansonsten schmort man nur im eigenen Saft und erkennt nur einen Bruchteil dessen, was das Thema ausmacht. Durch das parallele Lesen verschiedener Fachbücher und Interneteinträge, die mir als Vorlage dienten, bemerkte ich, dass ich an der einen oder anderen Stelle etwas Entscheidendes übersehen oder nachlässig recherchiert hatte. Zum Glück fand ich aussagekräftige Quellen, die mir zu einem besseren Verständnis noch fehlten und ergänzte die entsprechenden Lücken. Am Ende fällt es schwer, einen Schlussstrich zu ziehen, aber es muss sein, sonst wird man nie fertig. Ein Buch ist immer auch eine Momentaufnahme. In einem Jahr würde ich manches vielleicht ganz anders ausdrücken. Aber im Augenblick fühlen sich die Formulierungen richtig an, so wie sie sind.

Ich habe viel von mir preisgegeben und zeige mich in meinem Buch verletzlich, und das ist auch so gewollt. Meine Darstellungen sollen authentisch sein. Es ist mir ein wichtiges Anliegen, dass ich auch als der Mensch, der ich bin, in Erscheinung trete. Denn darum geht's! Sich aus der Anonymität zu lösen und sich Gehör zu verschaffen.

Ich bin Migränikerin.
Aber auch einfach nur Mensch.
Ein Mensch unter vielen.
Ganz real!

Auch die Migräne ist Gewissheit
und kein Hirngespinst.
Eine Krankheit unter vielen.
Aber ganz schön brutal.

Mit den vielen Vorurteilen und Falschaussagen muss endlich Schluss sein! Zum Glück wurde in den letzten Jahren sehr viel für die Aufklärung getan. Ich möchte allen, die sich immer wieder beherzt für Migränepatienten einsetzen, ganz herzlich dafür danken! Aber es gibt noch viel zu tun. Wir müssen noch offensiver werden und weiterkämpfen!

Ich möchte mit meinem Buch ebenfalls einen Beitrag dazu leisten, dass die Migräne ins rechte Licht gerückt wird und klarer wird, worum es bei dieser Krankheit geht. Und ich möchte vor allen Dingen deutlich zum Ausdruck bringen, was Migränepatienten immerzu ertragen müssen und was sie imstande sind zu leisten. Nämlich der Krankheit buchstäblich die Stirn zu bieten! Jeden Tag aufs Neue!

Im Rahmen meiner Möglichkeiten werde ich mich immer für Migräniker einsetzen, denn ich weiß, was es heißt, mit dieser Krankheit zu leben. Gemeinsam können wir erreichen, dass die Migräne-Veranlagung als das angesehen wird, was sie ist: Die Auseinandersetzung mit einer ernst zu nehmenden neurologischen Erkrankung, die Betroffene schwächt und manchmal sogar komplett lahmlegt, aber ebenso dazu führt, dass man in guten Phasen über sich hinauswachsen kann und alles erreicht, was man sich vornimmt. Das spezielle Migränegehirn macht beides möglich!

Natürlich machte ich mir auch Gedanken über die Veröffentlichung des Buches. Es würde vermutlich lange dauern, einen geeigneten Verlag zu finden, und noch länger wäre dann der Weg bis zur tatsächlichen Publikation. Außerdem wollte ich mein Buch so schreiben, wie es mir vorschwebte und mir von einem Verlag nichts vorschreiben lassen. Ich hätte auch Angst gehabt, dass ich aufgrund meiner Erkrankung die Deadline nicht einhalten kann. Also entschied ich mich für eine Self-Publishing-Plattform. Der Vorteil eines Selbstverlags ist, dass ich alles selbst bestimmen kann. Der Nachteil ist, dass ich mich auch um alles selbst kümmern muss! Da ich nicht gerade eine PC-Expertin bin, würde ich mir Hilfe organisieren müssen. Ich nahm die Dienste von Herrn Johannes Reinke in Anspruch, der mich beim Layout und allen wichtigen organisatorischen Aufgaben professionell unterstützte und das abschließende Korrektorat übernahm.

Schließlich dachte ich über das Motiv für das Buchcover nach. Mir war sofort klar, dass ich gern ein Foto hätte, das aus Christian Burghardts Fotoarchiv stammt. Christian ist Mitglied in der Migräne Community. Er hat schon eine ganze Reihe wunderschöner Fotos gepostet und uns alle immer wieder damit begeistert. Besonders liebe ich seine Fotos wegen ihrer Ausdrucksstärke und Farbbrillanz. Ich nahm über Facebook Kontakt zu ihm auf. Christian war sofort bereit, mir ein Bild zu überlassen und ließ mir freie Auswahl. Ich entschied mich für ein Foto, das zwar farblich nicht so sehr herausstach, mich dafür aber emotional sehr stark ansprach.

Das Buchcover zeigt eine Glaskugel auf einem Baumstumpf mit Wurzelwerk. In der Kugel spiegeln sich seitenverkehrt Himmel und Meer. Man muss das Buch daher umdrehen, um das Bild deutlich erkennen zu können. Mir gefällt das Foto aus ästhetischen Gesichtspunkten und wegen der starken Symbolik. Auch die Migräne stellt unser Leben mitunter völlig auf den Kopf! Aber bei genauerem Hinsehen zeichnen sich die Dinge klarer ab und wir entdecken das unerschöpfliche Meer. Vielleicht auch das Meer der Möglichkeiten? Das Wasser ist lebendig und immer in Bewegung. Wir auch! Migräniker sollen ja über eine überdurchschnittliche Wahrnehmungsfähigkeit verfügen und zu sehr tiefen Emotionen fähig sein. „Sie denken schneller, empfinden tiefer und nehmen ständig wahr" (O-Ton Prof. Göbel). Das heißt, dass sie emotional sehr lebendig und gewissermaßen immer in Bewegung sind, sofern sie nicht rabiat von einem Migräneanfall gestoppt werden. Migräniker müssen immer wieder gegen den Strom schwimmen oder den Dingen auf den Grund gehen, das bringt die Krankheit so mit sich. In weiten Teilen ist das Meer unerforscht, so wie es auch in der Migräneforschung noch viel Neues zu entdecken gibt. Die Glaskugel steht sinnbildlich für unsere Wünsche und unsere Zukunftsaussichten und die Gesamtheit aller Möglichkeiten. Die Kugel galt bereits im Altertum als Einzel- und Weltseele und Urform des Lebens. Die Kugel gilt ebenso als Symbol für Vollständigkeit und Ganzheit und die Herstellung eines inneren Gleichgewichts. Das Element Holz steht für Aufbruch, Wachstum und Kreativität. Mir gefällt dieses Zusammenspiel der verschiedenen Symbole sehr gut, und deshalb bin ich sehr berührt von diesem Cover, denn es greift alles auf, was mir für das Thema Migräne wichtig erscheint.

Ich erkundigte mich in meiner Migräne-Selbsthilfegruppe in Bremen, ob sich eine der Frauen vorstellen könnte, mein Skript Korrektur zu lesen, wenn ich so weit sei, um es aus der Hand zu geben. Es meldete sich Hildegard. Auch Andrea N., eine Kursleiterin aus unserem Kulturzentrum sagte mir ihre Hilfe zu und bot mir von sich aus an, das Skript zu überarbeiten.

Nach vielen Überlegungen habe ich mich bezüglich der Veröffentlichung für ‚Books on Demand' entschieden. Die Geschäftsbedingungen fand ich ansprechend, und es gab noch etwas, was mir die Entscheidung leicht machte. Da dieser Anbieter im Gegensatz zu anderen als Verlag auftritt, muss ich meine Adresse nicht ins Impressum setzen. Das ist ein wichtiger Aspekt, denn meine Privatsphäre ist mir sehr wichtig.

Mit dieser Absicherung konnte nichts mehr schiefgehen. Das Grundgerüst stand!

24. Dankbarkeit

An dieser Stelle möchte ich das Thema Dankbarkeit noch einmal aufgreifen. Wenn ich darüber nachdenke, gibt es eine Menge Dinge, für die ich dankbar sein kann. Auch wenn einem vieles im Leben noch so selbstverständlich erscheint, ist es dies bei Weitem nicht. Das muss man sich nur immer wieder vor Augen führen.

Oma Nittels Lebensphilosophie war nicht verkehrt: „Schau nicht neidisch zu denen, denen es besser geht als dir, sondern schau auf die, die noch schlechter dran sind." Oma hat schwere Zeiten mitgemacht und wusste, worüber sie redet und welche Sichtweise ihr immer wieder neue Lebenskraft gab. Übertragen auf meine Situation heißt das für mich, dass ich mich für andere Menschen freue, wenn sie in einer besseren gesundheitlichen Verfassung sind als ich. Denn neidisch auf die Gesundheit anderer zu blicken, macht einen auf Dauer zu einer deprimierten und missgünstigen Person. So weit möchte ich es niemals kommen lassen. Sich klar zu machen, dass es Menschen gibt, die noch sehr viel schlechter dran sind als man selbst, setzt das eigene Leid in Relation und lässt es im Vergleich dazu kleiner erscheinen.

Ich bin so dankbar dafür, dass wir nicht dort leben, wo Krieg, Hunger, Kälte und Armut herrschen. Dass wir ein Dach über dem Kopf und fließend Wasser und Strom haben. Wir können von Glück sagen, dass wir nicht auf der Straße leben und um Almosen betteln müssen. Man muss sich immer wieder vor Augen führen, wie privilegiert wir sind, dass wir in einem Sozialstaat leben und eine Krankenversicherung haben. In vielen Ländern dieser Welt gehen mit einer chronischen Erkrankung eine hohe Verschuldung und sozialer Abstieg einher. Im schlimmsten Fall sterben die Menschen oder müssen unfassbar leiden, weil sie sich die notwendige medizinische Versorgung gar nicht leisten können. Dass ich in einem reichen Industrieland zur Welt gekommen bin, dazu habe ich nichts beigetragen, das ist nicht mein Verdienst. Ich habe das Glück gehabt, dass ich in einen mittelständischen Wohlstand hineingeboren und noch nie in wirtschaftliche Not geraten bin. Natürlich ist mir bewusst, dass es auch in Deutschland viele Menschen gibt, die am Existenzminimum leben, und selbstverständlich mache ich mir auch Gedanken über eine drohende Altersarmut. Aber speziell im Vergleich zu den Entwicklungsländern und den vielen Kriegsgebieten, in denen Menschen täglich um ihre Leben bangen müssen, sind wir in Deutschland mit Privilegien versehen, von denen Menschen, die von Armut und Krieg betroffen sind, nur träumen können.

Ich kann mich glücklich schätzen, dass mir alle lebenswichtigen Körperfunktionen keine Schwierigkeiten bereiten. Dass ich selbstständig atmen kann und nicht im Rollstuhl sitzen muss. Ich bin froh darüber, dass ich keine geistigen Beeinträchtigungen habe und meine Sinne (bis auf die Augen) einwandfrei funktionieren. Das heißt, dass ich riechen, sehen, schmecken, hören und fühlen kann. Ich bin so erleichtert darüber, dass ich nicht (mehr) pausenlos von Schmerzen heimgesucht werde. Denn noch schlimmer als unter behandelbarer chronischer Migräne zu leiden war für mich der permanente atypische Gesichtsschmerz, der auf eine medikamentöse Behandlung überhaupt nicht ansprach!

Ich bin dankbar dafür, dass ich im 21. Jahrhundert lebe, speziell in Hinblick auf den medizinischen Fortschritt. Von der Mittelsteinzeit (ca. 8500–7000 v. Chr.) bis in das 17. Jahrhundert hinein wurde Menschen, die unter Kopfschmerzen litten, die Schädeldecke geöffnet, um ‚Dämonen' aus dem Kopf entweichen zu lassen ... Dass über die Hälfte der auf diese Weise behandelten Menschen diesen Eingriff nicht überlebten, versteht sich wohl von selbst. Aber man muss in der Zeitrechnung gar nicht so weit zurückgehen. Denn es ist eine Tatsache, dass einige hirnchirurgische Eingriffe entsetzliche Auswirkungen hatten, die bis in die Gegenwart reichen. Man denke zum Beispiel an die Operationstechnik ‚Lobotomie', bei der die Nervenbahnen zwischen Thalamus und Frontallappen durchtrennt wurden. Ein dunkles Kapitel in dem Fachgebiet der Neurochirurgie! Ursprünglich hatten diese Operationen zum Ziel, Schmerzen auszuschalten. Zudem wurden psychisch Kranke, die unter Psychosen, Depressionen und schweren Angststörungen litten, solchen Eingriffen unterzogen, um sie kontrollierbarer bzw. gefügiger zu machen. Es gab auch Patienten, die nur leichte Anpassungsschwierigkeiten hatten und ebenfalls dieser riskanten Prozedur unterzogen wurden. Durch die OP trat in der Regel eine Persönlichkeitsänderung ein, die stark auf die Emotionalität (Affekte) einwirkte und die Patienten abstumpfen ließ. Viele litten an Fieber, Krampfanfällen und Gesichtsstarre. Sie wirkten desorientiert und apathisch und wurden im Anschluss an die OP nicht selten zum Pflegefall. Eines der prominentesten Beispiele ist wohl das Schicksal von Rosemary Kennedy. Die Schwester von John F. Kennedy wurde als junge Frau dieser Prozedur unterzogen und musste daraufhin die restlichen 63 Jahre ihres Lebens in einer geschlossenen Einrichtung verbringen.

In dem bekannten Buch/Film ‚Einer flog übers Kuckucksnest' wurde die Thematik der Lobotomie behandelt und erreichte in der Öffentlichkeit eine starke Aufmerksamkeit. In Deutschland wurden seit den 1970er-Jahren keine Lobotomien mehr durchgeführt. In unserem Nachbarland Dänemark wurden diese Eingriffe sogar bis 1983 vollzogen, und das, obwohl es seit 1952 die Möglichkeit gibt, psychische Erkrankungen mit Psychopharmaka zu behandeln. Es ist schwer zu begreifen, dass die Erfindung der Lobotomie sogar mit dem Nobelpreis geehrt wurde.

Neben dem medizinischen Fortschritt bin ich natürlich auch dankbar für alles, was mein Leben bereichert. Ich bin froh, dass ich eine Arbeit habe, die mir Spaß macht und dass mich zum Glück auch keine finanziellen Sorgen plagen. Ich wohne in einer hellen, gemütlichen Zweizimmerwohnung in einem Altbremer Haus mit freundlichen, hilfsbereiten Menschen in der Etage über und unter mir. Ich habe Eltern, die mich immer unterstützt haben, wenn es nötig war. Die komplette Familie steht geschlossen hinter mir. Ich habe einen kleinen, aber feinen Freundeskreis und aufmerksame, verständnisvolle Kolleginnen und Kollegen und Hobbys, die mir Freude bereiten. Wenn ich mein Leben als Ganzes betrachte, ist auf der Haben-Seite viel mehr als im Soll. Das sind lauter Geschenke, die das Leben mir zukommen lässt, ich muss sie nur als solche erkennen und wertschätzen. So schlecht ist mein Leben wahrlich nicht. Wäre ich nicht krank, würde ich nicht viel verändern wollen. Ich würde vielleicht mehr reisen, etwas häufiger ausgehen und ab und zu ein Glas Rotwein trinken. Aber im Prinzip schätze ich mein Leben so, wie es ist.

In einer langen Krankheitsphase lernt man, sich auf das Wesentliche zu konzentrieren und sich darüber klar zu werden, was einem wichtig ist im Leben. Man guckt anders auf die Außenwelt und auch auf sich selbst. Ich gehe mit vielen Themen kritischer um als zuvor und nehme mich selbst auch stärker in die Mangel, beispielsweise was mein Konsumverhalten betrifft. Es macht daher Sinn, von Zeit zu Zeit eine Art Bestandsaufnahme zu machen und seine Wertehierarchie und Denkgewohnheiten zu überprüfen. Denn wie wir grundsätzlich über unsere Lebenssituation nachdenken, können wir ein großes Stück weit steuern. Es ist gut, wenn wir uns bewusst machen, wie viel Lebensqualität und Lebensbequemlichkeit wir trotz aller Einschränkungen durch unsere Krankheit genießen dürfen.

Meine Migräne ist ein erheblicher Teil von mir, aber kein Synonym für Marion. Man darf sich von seiner Krankheit nicht dominieren geschweige denn unterkriegen lassen. Mir ist klar geworden, dass ich viel mehr bin als nur eine Patientin mit Migräne. Ich möchte all meine gesunden Persönlichkeitsanteile vor ihr schützen; denn ich leide unter dieser Krankheit nicht wegen meiner komplizierten und labilen Persönlichkeit, sondern wegen meiner genetisch bedingten komplizierten Hirntätigkeit! Obwohl das so ist, weiß ich, dass ich hinsichtlich meiner seelischen Verfassung eine große Selbstverantwortung trage. Man kann viel dazu beitragen, dass man sich der Migräne nicht mehr so ausgeliefert fühlt. Wenn man aufhört, mit seinem Schicksal zu hadern, ist ein erheblicher Schritt getan.

Als chronisch kranker Mensch braucht man zweifellos viel Kraft und Widerstandsfähigkeit, um eine Haltung zu entwickeln, die einen dazu befähigt, nicht aufzugeben, sondern sich so souverän und tapfer wie möglich seiner Krankheit zu stellen. Aber diese Einsicht reift nicht von einem Tag auf den anderen. Man muss Geduld mit sich haben und Gelassenheit trainieren. Ich weiß, wie schwer das manchmal ist, denn ich bin ja selbst durch sämtliche Höhen und Tiefen gegangen und wusste so manches Mal weder ein noch aus. Aber inzwischen fühle ich mich grundsätzlich bereit dafür, mein Schicksal anzunehmen und empfinde eine echte, tiefe Dankbarkeit für das, was mir mein Leben zu bieten hat.

25. Meine Experimente und die neuen Antikörper

Im September 2018 bin ich mit 27 Einnahmetagen an meinen bisher häufigsten monatlichen Triptanverbrauch der letzten zehn Jahre gestoßen. Diesen traurigen Rekord fand ich wirklich bestürzend. Ohne Triptane lief nichts mehr, und ich brauchte in der Regel jeden Tag sogar zwei Tabletten, um einigermaßen gut über die Runden zu kommen. Ich war inzwischen auf Zolmitriptan umgestiegen, das ich viel besser vertrug als Sumatriptan. (Unter Sumatriptan verspürte ich mehr Nebenwirkungen und wurde nach einer längeren Einnahmezeit gar nicht mehr richtig wach.) Die Zuzahlung, die dadurch anfiel, nahm ich gern in Kauf.

Mit dem Schreiben des Buches kam ich erstaunlich gut voran. Über die Hälfte der Kapitel waren bereits mit Inhalt gefüllt. Und das, obwohl mein ‚Energiespeicher' nahezu aufgebraucht war. Aber ich habe dafür eine ganz brauchbare, sinnbildliche Erklärung: Wenn ein Auto nicht mehr anspringt, benötigt man mitunter ein Starthilfekabel, um es wieder in Schwung zu bringen. Mein ‚Starthilfekabel' war definitiv das Schreiben. Mich schriftlich mit meiner Erkrankung auseinanderzusetzen lud mich innerlich auf und gab mir das Gefühl, etwas Sinnvolles zu tun. Etwas, das hoffentlich nicht nur mir, sondern auch anderen Betroffenen Nutzen bringt. Ich war beseelt von der Idee, ein Buch über Migräne zu schreiben. Ein Buch, mit dem ich anderen Menschen Mut machen und Hoffnung geben kann. Gleichzeitig stellte ich fest, dass ich auch sehr davon profitierte, allein schon dadurch, dass ich gut beschäftigt war und keine Zeit dafür hatte, mich gedanklich so viel mit mir selbst und speziell mit meinen gesundheitlichen Problemen zu befassen.

Beim Schreiben genieße ich immer wieder die Stille und die schöpferische Selbstversunkenheit. Das Schreiben hat für mich etwas sehr Meditatives, das mich erdet und runterbringt, mich aber gleichzeitig auch pusht und intellektuell fordert. Ich schreibe mir alles von der Seele, um mich selbst zu entlasten. Gleichzeitig werde ich mir meiner Stärken und Ressourcen intensiver bewusst und kann davon umgehend Gebrauch machen. Darüber hinaus bilde ich mich weiter und betreibe Aufklärung. Was will ich mehr?

Obwohl ich im September so viele Triptane nehmen musste, ging ich jeden Tag pflichtbewusst zur Arbeit und hielt fast alle privaten Verabredungen ein. Aber mir wurde immer deutlicher bewusst, dass sich hinsichtlich der Migräne etwas ändern musste. Ich spielte schon länger mit dem Gedanken, eine radikale vier- bis sechswöchige Medikamentenpause zu machen, eine Medikamentenpause ohne Triptane und definitiv auch ohne Antibrechmittel wie Vomex, MCP, Domperidon und Ondansetron.

Im Oktober sprach ich mit Dr. X über mein Vorhaben. Er fand die Idee gut und sagte mir Unterstützung zu. Die ersten drei Tage waren wie immer abscheulich, aber darauf war ich ja eingestellt. Der zweite Anfall kam exakt fünf Tage später und ist, wie erhofft, deutlich milder ausgefallen. Die Übelkeitsstufe lag in etwa bei 7–8, und ich hatte ein starkes Schlafbedürfnis, dem ich unmittelbar nachgab. Da ich auch in der zweiten Woche noch krankgeschrieben war, konnte ich mich ganz gut erholen. Meine bisherigen Erfahrungen reichten bisher maximal nur bis zum zweiten Anfall in direkter Folge. Daher war ich sehr gespannt auf den weiteren Verlauf meines Experiments. Der dritte Anfall kam am fünften Tag nach dem vorangegangenen und begann nach der Frühschicht gegen 16:00 Uhr. Als ich zu Hause ankam, legte ich mich sofort ins Bett und schlief zwölf Stunden durch. Der vierte Anfall folgte sechs Tage später und erwischte mich am frühen Morgen. Die Übelkeit lag bei 6–7. Ich hatte Frühstücksbesuch von meiner lieben Freundin Birgit und ging anschließend zur Arbeit. Am späten Nachmittag begann sich die Übelkeit bereits zu legen. Ich war so glücklich! Es war das allererste Mal, dass ich während eines unbehandelten Anfalls arbeiten gehen konnte und es mir dabei sogar relativ gut ging. So wie es aussah, hatte ich die richtige Entscheidung getroffen. Wie gut, dass ich mich getraut habe, diesen Versuch zu wagen.

Es wäre aber zu schön gewesen, um wahr zu sein, wenn es bei diesem rundum positiven Verlauf geblieben wäre. Das war mir leider dann doch nicht vergönnt. Der nächste Anfall hatte es in sich. Der Anfall baute sich innerhalb von zwei Tagen auf und riss mich aus meinem Höhenflug: Ein typischer Anfall von zyklischem Erbrechen, der sich in seinem Verlauf kaum von den vorherigen unterschied. Über vierzehnstündiges Erbrechen mit dreitägiger schwerer Übelkeit! Am ersten Tag lag die Übelkeit bei 9 bis 10, am zweiten Tag bei 9 und am dritten Tag schwankte sie zwischen 9 und 8. Auch die Müdigkeit und die Schweißausbrüche blieben mir nicht erspart. Die Müdigkeit habe ich allerdings nicht ganz so stark empfunden wie sonst. Anschließend ging es mir fantastisch, und ich hatte die beste Woche innerhalb der letzten zwei Jahre. Als sich dann der nächste schwere Anfall ankündigte, beschloss ich, meine Medikamentenpause zu beenden. Ich nahm ein Triptan, vier Tage bevor die sechs Wochen um waren. Bereits wenige Tage später hatte ich erneut eine schwere Brechattacke, da sich der Anfall ungewöhnlich schnell aufbaute und das Triptan nicht mehr rechtzeitig wirkte. Der Migräneverlauf war leider – wie so oft – völlig unberechenbar.

Ich konnte in der Medikamentenpause aber gut beobachten, dass längst nicht jeder unbehandelte Anfall mit starkem Erbrechen einhergeht. Das Erbrechen gehört zwar eindeutig nach wie vor zum Krankheitsbild, aber erscheint erst in einem Abstand von ein bis vier Wochen im Vollbild. Die Migräne trat durchgängig episodisch auf. Ein chronischer Verlauf scheint sich bei mir tatsächlich erst unter dem Einfluss von Triptanen zu entwickeln.

Endlich kam Licht ins Dunkel, und ich lernte durch die Medikamentenpause etwas über den natürlichen Rhythmus meiner Erkrankung. Außerdem bekam ich wieder ein Gespür dafür, wie belastet oder unbelastet ich tatsächlich war. Ich spürte viel klarer, was ich mir zumuten konnte und wie viel Energie mir für welche Aktivität zur Verfügung stand.

Prof. Göbel empfiehlt eine halbe Stunde absoluter Ruhe am Tag. Einfach mal nichts tun – sich selbst zuliebe! In den guten Phasen ist es eine vorsorgliche Maßnahme, regelmäßige Ruhepausen einzuhalten. Während einer Attacke ist es ohnehin zwingend notwendig, sich zu schonen. Am besten ist es, diese Selbstfürsorge-Zeit fest in den Tagesablauf einzubauen und nicht daran zu rütteln. Das muss so selbstverständlich werden wie die tägliche Körperpflege.

Solange ich im Berufsleben stehe, wird es mir nicht gelingen, langfristig auf Triptane zu verzichten. Ohne Medikamente kann ich eine gewisse Zeit auskommen, aber auf Dauer würde mich das zu sehr belasten.

Was mein Kaufverhalten angeht, schaffte ich es Schritt für Schritt, meinen Konsum einzuschränken. Folgende Fragen haben sich dabei als hilfreich erwiesen:

Brauche ich das, was ich kaufen will, wirklich? Habe ich so etwas Ähnliches vielleicht schon? Macht mich das Produkt, das ich kaufen will, glücklich? Weiß ich auf Anhieb, wo ich es unterbringen oder hinstellen soll? Gibt es vielleicht etwas, was ich gerade dringender benötige als das Objekt meiner Begierde? Wieso habe ich gerade jetzt das Gefühl, mich mit einem Einkauf belohnen zu müssen? Schaffe ich es, noch eine Nacht darüber zu schlafen und mich dann am nächsten Tag zu entscheiden? Was empfinde ich, wenn ich den Laden verlasse, ohne etwas gekauft zu haben? Welchen nicht materiellen Wunsch kann ich mir anstelle des Kaufobjekts erfüllen?

Darüber hinaus nahm ich mir vor, für jede Neuanschaffung etwas Altes auszusortieren, seltener auf Flohmärkte zu gehen und monatlich nur eine festgelegte Summe für Neuanschaffungen auszugeben. Dieses Vorhaben könnte man auch als Experiment bezeichnen. Mal sehen, ob ich durchhalte ...

Was die Reduzierung meines Gewichts betrifft, war ich noch lange nicht da angekommen, wo ich hinwollte.

Jemals wieder in Größe 34/36 zu passen, halte ich für unrealistisch. Ich kann froh darüber sein, wenn ich nicht aus meiner 40er-Größe herauswachse ... Es fällt mir wirklich schwer abzunehmen. Zum einen, weil es mir anscheinend nicht gelingt, weniger zu essen und mich (noch) gesünder zu ernähren. Zum anderen, weil ich durch die Migräne und die viele Zeit, die ich am Schreibtisch verbringe, nach wie vor unter Bewegungsmangel leide und es von daher kein Wunder ist, dass ich zunehme. Ich werde mir Gedanken darüber machen müssen, wie ich eine Gewichtsreduktion erreiche, denn so richtig wohl fühle ich mich nicht in meiner Haut. Ich muss keine Modellmaße haben, aber wieder in Größe 38 zu passen, wäre toll. Aber eins nach dem anderen. Am wichtigsten ist, dass es gesundheitlich bergauf geht. Alles weitere ergibt sich ...

Meine ganz große Hoffnung setzte ich nun in das neue Prophylaxe-Medikament: Aimovig. Dr. X hatte mir bei meinem letzten Besuch verkündet, dass ich auf seiner Patientenliste ganz weit oben stehe und so schnell wie möglich die Antikörperspritze erhalten sollte. Vielleicht würde es mir mithilfe der Immuntherapie gelingen, ohne Akutmedikamente auszukommen. Oder ich könnte es mir leisten, die wenigen Attacken, die sich unter Aimovig entwickeln würden, mit Triptanen zu behandeln. Beides klang sehr verlockend! Am 03.12.2018 spritzte ich mir das neue Medikament unter den wachsamen Augen von Dr. X das erste Mal.

Als ich wieder zu Hause war, sah ich mir die Verpackung des Medikaments genauer an und las darauf, dass der Antikörper in den Ovarialzellen chinesischer Hamster hergestellt wird. Nun ja, da ich bis vor kurzem

Fleisch gegessen habe, wäre es wohl ziemlich scheinheilig, den Tod der Hamster zu beklagen, zumal ihr Einsatz der Bekämpfung meiner Erkrankung dient. Außerdem gibt es leider bei der Entwicklung und Zulassung von Arzneimitteln generell vorgeschriebene Tierversuche, die überwiegend an Nagetieren und Affen durchgeführt werden. Dabei stellt sich natürlich die Frage, in wieweit man die Ergebnisse der Tierversuche überhaupt auf Menschen übertragen kann ...

Und wie verhält es sich mit dem Fleischverzehr? Fleisch in größeren Mengen ist definitiv ungesund, darin sind sich mehr oder weniger alle einig, die sich mit dem Thema ernsthaft befassen. Es kann die Entstehung von Krebs, Demenz, Diabetes und Herz-Kreislauf-Erkrankungen begünstigen. Davon abgesehen ist es zweifellos auch eine ethische Frage, ob man Fleisch essen möchte oder nicht. Ich hätte die Tiere, die ich verspeist habe, niemals selbst töten können. Dass ich bedenkenlos Fleisch essen konnte, wenn andere Menschen die Tiere geschlachtet haben, ist eigentlich absurd. Es gelang mir offensichtlich, das Fleisch auf dem Teller nicht direkt mit dem lebenden Tier auf der grünen Wiese oder in der Massentierhaltung in Verbindung zu bringen. Ich gehöre nicht zu denen, die den Geschmack von Fleisch ohnehin nicht so gern mögen, im Gegenteil: Ich habe gern Fleisch gegessen. Wie so viele, die hin und wieder oder auch regelmäßig Fleisch verzehren, versteckte ich mich die ganze Zeit hinter kulturellen Gepflogenheiten und zwielichtigen Argumenten. Wenn ich mir zuhörte, nahm ich mir selbst nicht so ganz ab, was ich da von mir gab. Man redet sich die Dinge schön, obwohl sie alles andere als schön sind. Sicher hätte ein Besuch in einem konventionellen Schlachthof mir dabei helfen können, mir die Fleischeslust ein für alle Mal auszutreiben, aber dafür war ich ehrlich gesagt zu feige. Aber ich las das Buch von Hans-Ulrich Grimm ‚Fleisch darf uns nicht wurscht sein'. Nach etwa der Hälfte habe ich das Buch aus der Hand gelegt, weil ich die Beispiele für die Grausamkeit in der Tierindustrie nicht mehr ertragen konnte. Ich kann das nicht länger mit meinem Gewissen vereinbaren. Es gibt für mich keinen vernünftigen Grund, meinen Fleischkonsum beizubehalten. Also lasse ich es. Allerdings muss ich zugeben, dass der Gedanke nicht konsequent zu Ende gedacht wurde, denn dann würde ich mich vegan ernähren und keine Lederschuhe mehr tragen ... Ich muss daher gestehen, dass mein Entwurf Schwächen hat, aber es ist immerhin ein Anfang! Ich möchte nicht die Moralkeule schwingen oder Menschen missionieren. Wer Fleisch essen möchte, soll es tun. Aber dann sollte man, sofern es die finanziellen Mittel erlauben, auf Qualität und Herkunft achten und auch sicherstellen, dass die Bezugsquellen das Tierwohl berücksichtigen und dafür gesorgt wird, dass die Tiere möglichst stressfrei getötet werden. Beispiele dafür, dass das möglich ist, sind zum Glück vorhanden. Man muss dafür eben nur etwas tiefer in die Tasche greifen, aber das sollte es einem wert sein, damit Tiere weder Zeit ihres Lebens noch beim Schlachtvorgang unnötig leiden.

Das Medikament, für das die chinesischen Hamster ihr Leben lassen mussten, wirkte bei mir nicht gerade zufriedenstellend. Ich hatte weiterhin täglich Migräne. Dr. X und ich vereinbarten das in der neurologischen Praxis gängige Vorgehen. Ich sollte noch ein weiteres Mal 70 mg Aimovig spritzen und, falls das nichts bringen sollte, im Anschluss daran die doppelte Dosis erhalten. Die zweite Behandlung blieb nicht ganz wirkungslos. Direkt im Anschluss an die Spritze brauchte ich drei Tage keine Triptane. Danach musste ich allerdings wieder täglich behandeln, wobei ich in der Regel nur ein Triptan am Tag benötigte. Aber auch das sind unterm Strich zu viele Einnahmen, um sich damit zufriedenzugeben. Aus dem Grund dachte ich ernsthaft darüber nach, mindestens einmal im Monat eine geplante Medikamentenpause an einem vorher festgelegten Wochenende einzulegen.

Bei der nächsten freiwilligen Medikamentenpause im Januar 2019 stellte ich fest, dass sich der Zeitraum, in dem ich mit schwerer Übelkeit und Erbrechen zu kämpfen hatte, von zwei bis drei Tagen auf eineinhalb Tage verkürzt hatte. Die Schwere des Erbrechens blieb dabei unverändert. Aber da die Rückbildungsphase nicht so lange anhielt wie gewohnt, war der Anfall insgesamt leichter zu ertragen. Ich sah darin bereits einen bemerkenswerten Erfolg. Falls ich es schaffte, jeden Monat mindestens eine Medikamentenpause durchzustehen, sollte es möglich sein, regelmäßig ein paar Tage zu gewinnen, an denen ich nicht behandeln muss. Mit viel Glück würde es langfristig sogar auch wieder gelingen, die 10/20-Regel einzuhalten. Außerdem könnte ich mit einer geplanten Medikamentenpause am Wochenende viele Fehltage vermeiden. Ich fand die Idee ziemlich clever. Für mich war es immer wichtig, einen geeigneten Schlachtplan zu haben, um meine Lebensqualität zu erhöhen und nach Möglichkeit meine Arbeitsfähigkeit zu erhalten. Dafür war ich bereit, zwei bis vier Tage im Monat der Migräne zu opfern.

Bevor mir die doppelte Menge Aimovig verschrieben werden sollte, wurde ich um eine telefonische Rücksprache mit meinem Neurologen gebeten. Dr. X war von einem möglichen Behandlungserfolg durch Aimovig längst nicht so überzeugt wie ich, und er meldete auch Zweifel an, ob das Mittel bei vorrangiger Übelkeit überhaupt wirksam sei. Ich redete mich um Kopf und Kragen, denn ich wollte auf jeden Fall die doppelte Dosis Aimovig erhalten. „Ich habe doch bei 70 mg immerhin drei Tage Beschwerdefreiheit erreicht. Das kann man doch durchaus als Erfolg ansehen", sagte ich „Aber nicht bei 700 Euro", entgegnete Dr. X. Ich musste schlucken! Die Ärzte unterliegen dem Diktat, unter dem Aspekt der Wirtschaftlichkeit zu handeln. Ich gebe zu, dass die Kosten-Nutzen-Rechnung da nicht ganz aufgeht und sich die Krankenkasse möglicherweise querstellt. Aber dass die unbehandelten Anfälle durch das Medikament offenbar milder ausfallen und sich mein täglicher Triptanverbrauch fast um die Hälfte reduziert hat, halte ich bereits für einen bemerkenswerten Erfolg. Die Frage ist außerdem, wie jemand objektiv beurteilen will, wie viel Nutzen mir das Medikament subjektiv bringt. Für mich ist es unbezahlbar, wenn sich meine Leidenszeit während eines unbehandelten Anfalls um die Hälfte verkürzt. Das ist für mich schon ein Grund zum Jubeln. Aber mein Arzt blieb dabei, dass mir das Medikament bei meiner speziellen Problematik nichts einbringen würde. Ich gab klein bei und erklärte mich damit einverstanden, dass wir die Therapie abbrechen. Dr. X versprach mir, sich stattdessen darüber zu informieren, welche Antiemetika für mich eventuell noch infrage kämen. Das ist ja vielleicht nett gemeint. Aber Antiemetika bekämpfen ausschließlich die Übelkeit. Da ich aber unter einer Multisystemerkrankung leide, helfen mir im Akutfall in der Regel nur Triptane, um all meine Symptome abzuschwächen. Die Müdigkeit, die Erschöpfung, die Licht- und Lärmempfindlichkeit, die Gliederschmerzen ... Da ich in dem Moment, als er mir den Vorschlag machte, noch über den Therapieabbruch nachdachte, fühlte ich mich nicht in der Verfassung, ihm meine Bedenken bezüglich der Antiemetika darzulegen.

Kaum hatte ich den Hörer aufgelegt, ging es mir psychisch unfassbar schlecht. Ich würde mir nie verzeihen, mich um die Möglichkeit gebracht zu haben, mit der doppelten Dosis Aimovig einen deutlich besseren Therapieerfolg zu erzielen als bisher. Es wollte mir einfach nicht einleuchten, warum ich bei meiner Problematik nicht von dem Medikament profitieren sollte. Die Immuntherapie soll doch verhindern, dass Migräneattacken überhaupt erst entstehen. Wenn die Attacken ausbleiben, gibt es natürlich auch keine Begleiterscheinungen, dementsprechend auch keine Übelkeit. Das bedeutet doch, dass alle, die unter Migräne leiden, einen Nutzen daraus ziehen können. Ich überlegte hin und her. Der Gedanke, nicht alles getan zu haben, was zurzeit medizinisch machbar ist, ließ mir keine Ruhe. Ich googelte im Internet und fand auf der Seite der Kieler Schmerzklinik einen Beitrag darüber, dass man sehr wohl einen Zusammenhang zwischen CGRP und der Entwicklung von Übelkeit und Erbrechen vermutet. Ich wandte mich mit dieser fachlichen Einschätzung wieder an meinen Neurologen und bat ihn in einer E-Mail, seine Entscheidung, die Therapie abzubrechen, bitte noch einmal zu überdenken. Wenige Stunden später erhielt ich einen Anruf aus der Praxis, dass mein Arzt der doppelten Dosis Aimovig zugestimmt habe. Ich war überglücklich und ganz stolz auf mich, dass ich meine Interessen erfolgreich vertreten hatte.

Als ich mir in der Praxis die Spritze setzen wollte, sagte Dr. X mit Blick auf meinen Bauch zu mir: „Da gehen jetzt 1400 Euro rein." Autsch! Ich sah ihn entgeistert an und fühlte mich total angegriffen. Rückblickend glaube ich, dass es dabei nicht so sehr um mich ging, sondern tatsächlich nur um den Kostenfaktor. Dr. X hätte mir das Medikament trotz meines Einwands ja vorenthalten können, wenn er gewollt hätte. Das hat er aber nicht getan, worüber ich natürlich sehr froh war. Aber in solch einem Augenblick die hohen Kosten zu erwähnen, fand ich absolut deplatziert. Ich hätte mir gewünscht, dass er meine Perspektive einnimmt und sich auf den möglichen Heilerfolg konzentriert, anstatt mir die Rechnung zu präsentieren. Ich kann schließlich nichts dafür, dass das Medikament so teuer ist. Verantwortlich dafür ist die Pharmaindustrie, oder vielmehr die enormen Kosten, die für die Entwicklung des Medikaments angefallen sind. Wenn ein Patient auf dem OP-Tisch liegt, sagt doch auch niemand: „Wissen Sie eigentlich, wie viel Geld die Krankenkasse in den nächsten 90 Minuten in Sie reinpumpt?" So etwas möchte niemand hören. Wie sehr hätte ich mich über Zuspruch gefreut, so etwas wie: „Ich drücke Ihnen die Daumen, dass die doppelte Dosis jetzt Erfolg zeigt. Das würde ich Ihnen so sehr wünschen, Frau Deike." Auch ein kurzes: „Na dann mal viel Glück!" oder ein ermutigendes Kopfnicken hätte mir gereicht. Ich bin mir sicher, dass Dr. X es grundsätzlich gut mit mir meint. Aber er hat manchmal eine Art sich auszudrücken, die, gelinde gesagt, Verwirrung stiftet. Wenn es nicht um so viel gegangen wäre, hätte ich vielleicht mit einem flotten Spruch gekontert. Man muss aber bedenken, dass ich zwei Jahre händeringend auf dieses Medikament gewartet habe! Das ist eine lange Zeit. Es sind so viele Hoffnungen und Ängste damit verbunden, da ist einfach kein Platz für Sticheleien. Nach diesem Vorfall konnte ich Dr. X nicht mehr vertrauen. Ich kann ihm vielleicht verzeihen, dass er die Antikörpertherapie abbrechen wollte, aber ich kann das auf keinen Fall vergessen. Und ich vergesse auch ganz sicher nicht, dass er mir die Kosten vorgehalten hat. Etwas nachtragend bin ich schon. Daher habe ich mich entschlossen, mich nur noch von Dr. B. P. behandeln zu lassen. Trotzdem danke ich Dr. X für alles, was er bisher für mich getan hat.

Nach zwei weiteren Triptan-Einnahmetagen entschloss ich mich dazu, das benötigte Triptan am dritten Tag wegzulassen. Es passierte etwas Unglaubliches: Das Erbrechen fiel diesmal komplett aus. Ich litt ca. 6–7 Stunden unter starker Übelkeit, die ich auf einer Skala von 1 bis 10 bei Stärke 8–9 einstufen würde. Dann pendelte sich die Übelkeit gegen Mittag bei Stärke 7 ein. Im Laufe des Nachmittags ging sie auf Stärke 5–6 runter und am nächsten Morgen wachte ich mit Stufe 2 auf. Im weiteren Verlauf des Tages hatte ich keinerlei Einschränkungen mehr. Ich hätte problemlos arbeiten gehen können. Vier Tage später musste ich noch mal behandeln und am übernächsten Tag noch einmal. Der nächste Migräneanfall folgte erst sechs Tage später. Er erwischte mich im Dienst, und ich überstand ihn unbehandelt. Die folgenden Tage gab das Nervensystem wieder Ruhe. Ich war begeistert! Wenn dieser Erfolg das Ergebnis der Immuntherapie sein sollte, wovon ich ausging, dann wäre damit ein echter Durchbruch gelungen. Ein zukünftiges Leben mit deutlich weniger Attacken, gelegentlich sogar ohne Erbrechen und mit einer durchaus erträglichen Übelkeit-Zeitspanne: Das wäre eine kleine Sensation! Doch es war noch zu früh für eine langfristige Prognose. Ich konnte nicht davon ausgehen, dass das jetzt für immer so blieb. Es war klar, dass jederzeit wieder eine Verschlechterung eintreten konnte. Aber daran wollte ich erst mal nicht denken, sondern mich einfach nur über diesen unglaublichen Erfolg freuen.

Der folgende Monat brachte bereits eine leichte Ernüchterung. Ich geriet nach einer Woche ohne Anfall wieder in den Status migraenosus und konnte diesen nur mit einer Medikamentenpause beenden. Dabei blieb mir auch das Erbrechen nicht erspart. Aber die Brechattacke fiel längst nicht so heftig aus wie vor der Behandlung mit Aimovig, und es ging mir bereits am nächsten Tag wieder so gut, dass ich voll einsatzfähig war. Die nächsten Monate ergaben ein ständiges Auf und Ab.

Die Antikörpertherapie kann – zumindest bei mir – keine Wunder vollbringen, aber sie trägt dazu bei, dass meine chronische Migräne viel leichter zu ertragen ist. Ich möchte auf das Medikament auf keinen Fall verzichten. Am meisten freut es mich, dass die Immuntherapie ab sofort bei dem Syndrom des zyklischen Erbrechens eingesetzt wird! Das könnte ein Meilenstein in der Behandlung dieses Krankheitsbildes bedeuten und ein wahrer Segen für viele Betroffene sein, bei denen das Medikament anschlägt. Aber man muss bei aller Euphorie eben auch realistisch bleiben und bedenken, dass das Mittel bei jedem Menschen unterschiedlich wirkt. Es wird leider nicht jeder Betroffene, der unter zyklischem Erbrechen leidet, davon profitieren können. Ein Versuch ist es allemal wert. In den englischen und amerikanischen CVS-Selbsthilfegruppen gibt es bereits einen regen Austausch darüber.

Galcanezumab (Emgality) und Fremanezumab (Ajovy) sind zwei weitere Antikörper, die in der Migräneprophylaxe eingesetzt werden. Im Gegensatz zu Erenumab wirken sie nicht durch Hemmung des CGRP-Rezeptors, sondern neutralisieren den Botenstoff CGRP direkt. Der Einsatz dieser Medikamente macht Mut! Aber es ist wichtig, sich immer wieder klarzumachen, dass Medikamente allein nicht alle Probleme beseitigen können, die mit der Migräne einhergehen. Man muss immer auch die Verhaltensregeln beachten und eine heilsame innere Einstellung zur eigenen Krankheit entwickeln. Was das bedeutet, wird nun noch mal Thema meines Schlusswortes sein.

Schlusswort

Mit Migräne und dem Syndrom des zyklischen Erbrechens zu leben ist und bleibt eine ständige Herausforderung, die ein hohes Maß an Selbstdisziplin und Durchhaltevermögen erfordert. Geduld ist bei einer Krankheit wie Migräne eine unverzichtbare Eigenschaft, und wenn man diese von Haus aus nicht mitbringt, muss man lernen, sich in Geduld zu üben.

Es gibt Phasen, in denen wir uns als Betroffene vollkommen zurückziehen müssen und ganz verzweifelt sind, keine Frage. Aus diesem Grund ist es umso wichtiger, dass wir in Zeiten, in denen wir uns wohlfühlen, all das tun, wozu wir Lust haben und dieses Stimmungshoch voll auskosten. Ich kann nur allen, die unter Migräne leiden, ans Herz legen, auf nichts zu verzichten und alles mitzunehmen, was das Leben uns zu bieten hat. Das ist im Grunde mein Fazit und meine wichtigste Botschaft: Man muss sich seine Lebensträume und Herzenswünsche erfüllen und für etwas brennen! Warum sollte die Migräne so viel Macht in unserem Leben haben, dass sie uns von dem abhält, was das Leben ausmacht und uns bereichert? Das ist überhaupt nicht einzusehen und macht uns nur unlebendig, missmutig und depressiv.

Dass sich meine gesundheitliche Situation gebessert hat, ist auf jeden Fall das Resultat einer sehr guten medizinischen Versorgung und regelmäßiger Medikamentenpausen, aber durchaus auch das Ergebnis einer veränderten Einstellung zu der Migräne. Die innere Geisteshaltung ist ein ganz wichtiger Baustein im Umgang mit der Erkrankung. Dazu zählen im Einzelnen

Zuversicht, Lebensfreude und innere Gelassenheit. Denn Lebensglück wird nicht nur von den Lebensumständen bestimmt, sondern vielmehr von der inneren Grundeinstellung, mit der man durchs Leben geht.

Das Gelassenheitsgebet, das ursprünglich von dem amerikanischen Theologen Reinhold Niebuhr stammen soll, findet man – in leicht abgewandelter Form – häufig auf Postkarten und Postern. Auch wenn es mittlerweile etwas abgedroschen ist, hat es nichts von seiner ursprünglichen Aussagekraft verloren:

„Habe die Gelassenheit, die Dinge hinzunehmen, die du nicht ändern kannst, den Mut, die Dinge zu ändern, die du ändern kannst, und die Weisheit, das eine vom anderen zu unterscheiden."

Man darf sich nicht ständig mit dem unsinnigen Gedanken quälen, wie man seine Krankheit – allen medizinischen Erklärungen zum Trotz – loswerden kann. Je mehr man innerlich gegen etwas rebelliert, das derzeit nicht zu ändern ist, umso stärker wird der innere Leidensdruck. Das ist kontraproduktiv und nützt niemandem. Man muss sich mit seiner Krankheit abfinden, damit man sie leichter ertragen kann. Aber man sollte auch gelegentlich Gedanken von Wut, Ohnmacht und Trauer zulassen, denn diese Gefühle sind verständlich und menschlich; sie dürfen nur nicht überhandnehmen und das Denken komplett beherrschen. Ängste und Stimmungstiefs müssen registriert, ernst genommen und gegebenenfalls therapeutisch aufgearbeitet werden. Sie verlangen aber auch nach einem Gegenpol. Das bedeutet, dass man den negativen Gedanken positive entgegensetzen muss, die Mut machen, trösten und neue Perspektiven eröffnen. Immer dann, wenn man etwas findet, das man gern tut und von dem die Krankheit einen nicht abhalten kann, setzt man ein positives Signal.

Es kann förderlich sein, ein Tagebuch zu führen, bezüglich der Migränetrigger, der Essgewohnheiten, des Medikamenteneinnahmeverhaltens und auch hinsichtlich der Befindlichkeit. Unerlässlich für das Gespräch mit den Ärzten ist das Führen eines Kopfschmerzkalenders oder die Nutzung einer Migräne-App, wie sie beispielsweise von der Schmerzklinik Kiel kostenlos zur Verfügung gestellt wird.

Eine weitere wichtige Empfehlung, die in meinem Buch immer mal wieder anklingt und die ich jetzt zum Ende hin noch mal ausdrücklich erwähnen möchte, ist Folgendes: Man muss selbst zum Experten seines individuellen Krankheitsbildes werden. Es ist daher wichtig, sein Migränewissen immerzu auf dem neuesten Stand zu halten. Wissen ist Macht, wie es so schön heißt. Allerdings auch nur dann, wenn wir das Wissen auch beherzigen und anwenden! Zudem müssen wir eine wichtige Entscheidung treffen, nämlich die, ob wir uns selbst für unsere Belange einsetzen wollen oder andere über unseren Kopf (hinweg) entscheiden lassen. Ich halte mehr davon, meine Interessen selbst wahrzunehmen. Mitdenken, mitreden und mitentscheiden lohnt sich in jedem Fall!

Natürlich ist es wichtig, dass man Unterstützung erfährt, sowohl von Menschen aus seinem persönlichen Umfeld als auch von professioneller Seite. Ich werde unterstützt von meiner Familie und von meinen engsten Freundinnen sowie von meinen Kolleginnen und Kollegen. Ich stehe regelmäßig im Austausch mit Fachärzten und Kliniken. Wir unterstützen uns gegenseitig in der Migräneselbsthilfe-Gruppe Bremen, die ich seit Januar 2020 gemeinsam mit meiner Stellvertreterin Birgit Schumacher leite. Ich finde immer wieder neue, hilfreiche Anregungen und Informationen in der Migräne- und Kopfschmerz-Community der Schmerzklinik Kiel ‚Headbook' und selbstverständlich der Kieler ‚Migräne Community', die von den Administratorinnen Bettina Frank und Charlie Kay E. Fonceca mit so viel Sachkompetenz, Geduld, Verständnis und Engagement begleitet wird und der ich sehr viel verdanke. Mein ganz besonderer Dank gilt natürlich der Schmerzklinik Kiel, Herrn Prof. Dr. Göbel und seinem Team für ihren unermüdlichen Einsatz und ihr tiefes, aufrichtiges Verständnis für dieses Krankheitsbild. Über die sozialen Netzwerke bin ich mit der Autorin Kirsten Wendt, dem Gesundheits-Coach Sabrina Wolf und dem Autor Dr. Martin Leonard vernetzt. Außerdem stehe ich in Kontakt mit der MigräneLiga e. V., an die unsere Bremer Selbsthilfegruppe angeschlossen ist.

Andere Menschen können uns hervorragend begleiten, beraten und trösten, aber den Weg beschreiten und mit der Krankheit fertigwerden muss letztlich jeder ganz allein. Man sollte stets darauf achten, sich gut in der Gegenwart einzurichten und seinen Blick nicht nur auf eine unklare Zukunft auszurichten, in der die Migräne vielleicht eines Tages keine große Rolle mehr spielt. Wir wissen, was ist, aber nicht, was kommt! Von einem unbekannten Verfasser stammt der Spruch:

„Im Leben geht es nicht darum zu warten, sondern zu lernen, im Regen zu tanzen."

Genauso sehe ich das auch. Das Leben findet *jetzt* statt und sollte bestmöglich gestaltet und genutzt werden! Leicht ist das nicht, aber es ist machbar! Migräne ist mehr als nur Kopfschmerz, aber das Leben beinhaltet auch sehr viel mehr als nur Migräne! Auch Menschen mit einer schweren chronischen Verlaufsform hängen an ihrem Leben und sollten jede beschwerdefreie Stunde genießen und aus dem Vollen schöpfen. Das Migränegehirn tickt anders und stellt die Welt auf den Kopf, aber wie der Vater von Prof. Göbel ja ganz richtig sagte:

"Jede Stunde ohne Schmerz ist mehr Glück als der Stolz eines ganzen Lebens."

Buchempfehlungen

Prof. Dr. Hartmut Göbel, Erfolgreich gegen Kopfschmerzen und Migräne, Springer Verlag, Berlin, Heidelberg, 2016

Benjamin Schäfer, Kopfschmerzen und Migräne – Das Übungsbuch, Trias Verlag, Stuttgart, 2018

Kirsten Wendt, Migräne ist ein doofer Kopfmann, Amazon Selfpublishing, 2012 und Migräne ist ein bisschen Psycho, Amazon Selfpublishing, 2012

Dr. Martin Leonhard, Erfolgsfaktoren meines Kieler Migränekoffers, Books on Demand Selfpublishing, 2019

Bianca Leppert, Ich hab' Migräne – Und was ist deine Superkraft?, Komplett Media, Grünwald bei München, 2019

Birgit Schmitz, Der Schmerz ist die Krankheit, Rowohlt Verlag, Reinbek bei Hamburg, 2016

Dietrich Grönemeyer, Mensch bleiben, Herder Verlag, Freiburg im Breisgau, 2003

Albert Kitzler, Denken heilt! – Philosophie für ein gesundes Leben, Droemer Verlag, München, 2017

Dr. med. Eckart von Hirschhausen, Wunder wirken Wunder, Rowohlt Taschenbuch Verlag, Reinbek bei Hamburg, 2018

Internetadressen

Deutsche Migräne- und Kopfschmerzgesellschaft:
www.dmkg.de

Migräne Liga:
www.migraeneliga.de

International Headache Society:
www.ihs.headache.org

Schmerzklinik Kiel:
www.schmerzklinik.de

Migräne-und-Kopfschmerz-Community:
‚Headbook.me'

Migräne Community:

www.facebook.com/groups/migraine.community

Englische Selbsthilfegruppe zum Syndrom des zyklischen Erbrechens:
http://www.cvsa.org.uk/

Amerikanische Selbsthilfegruppe zum Syndrom des zyklischen Erbrechens:
http://cvsaonline.org/

National Institutes of Health in Amerika (NIH):
http://www.nih.gov/

Unwetter im Kopf – der Migräne Podcast

Worterklärungen

10/20-Regel: An 10 Tagen dürfen Akutmedikamente (Schmerzmittel und Triptane) in der Migränebehandlung eingesetzt werden, an 20 Tagen sollte die Migräne unbehandelt überstanden werden.

Antiemetika: Antiemetika sind Medikamente, die Übelkeit und Brechreiz unterdrücken sollen.

Atypischer (idiopathischer) Gesichtsschmerz: Chronische, meist einseitige Gesichtsschmerzen unbekannter Ursache, die über einen längeren Zeitraum permanent bestehen und nicht die Kriterien einer Neuralgie erfüllen.

Brechzentrum: Das Brechzentrum ist ein funktionelles Zentrum im Hirnstamm des Gehirns und bezeichnet die für das Erbrechen zuständige Hirnregion.

Fertigpen: Dabei handelt es sich um Injektionslösungen, die von Patienten – aufgrund der einfachen Handhabung – selbstständig unter die Haut gespritzt werden können.

Migräne mit Aura: Unter einer ‚Migräne mit Aura' versteht man eine neurologische Störung, die sich vor allem in verschiedenen Sehstörungen äußert und normalerweise zwischen 5 und 60 Minuten andauert, bevor der typische Migränekopfschmerz einsetzt.

Migräneprophylaxen: Medikamente, die in der Migränebehandlung bei Häufung der Attacken, vorbeugend verabreicht werden, damit sich die Migräneanfälle insgesamt reduzieren.

MÜK: Medikamentenübergebrauchskopfschmerz.

Reizüberflutung/Reizverarbeitungsstörung: Das Gehirn von Migränepatienten reagiert überempfindlich auf Sinneseindrücke wie Licht oder Geräusche. Zu viele Reize führen zur Verengung von Blutgefäßen. Die Blutgefäße und Nerven entzünden sich. Außerdem werden Schmerz auslösende Botenstoffe freigesetzt, wodurch der typische Migränekopfschmerz entsteht.

Status migraenosus: Migräneattacken, die länger als 72 Stunden anhalten. Der ‚Status migraenosus' gilt als Migränekomplikation.

Trigger: Als Trigger bezeichnet man die Auslösefaktoren, die für den Ausbruch einer Migräne mitverantwortlich sind.

Triptane: Mittel der ersten Wahl in der Akutbehandlung von Migräne.

Verwendete Quellen

1. Deutsche Migräne- und Kopfschmerzgesellschaft e. V.: http://dmkg.de/therapie-empfehlungen/migraene.html
2. Podbregar, Nadja. „Perfektionistisch und Unsicher: Gibt es eine Migräne-Persönlichkeit?" In: Scinexx: Das Wissens-Magazin, 04.03.2011. https://www.scinexx.de/dossierartikel/perfektionistisch-und-unsicher/. Zuletzt angesehen am 20.06.2019. – Wolff wird auch zitiert in Birgit Kröner-Herwig et al (Hg.), Schmerzpsychotherapie: Grundlagen – Diagnostik – Erscheinungsbilder – Behandlung. Eintrag zu ‚Modell der „Migränepersönlichkeit"', 8. Aufl., Springer, 2017, S. 484 ff. – zum Mythos Migränepersönlichkeit siehe Göbel, Erfolgreich gegen Kopfschmerz und Migräne, S. 104 ff.
3. Schmerzklinik Kiel: Entstehung des Medikamenten-Übergebrauchs-Kopfschmerzes. https://schmerzklinik.de/entstehung-des-medikamenten-uebergebrauch-kopfschmerzes-muek/ Zuletzt angesehen am 20.06.2019.
4. Deutsche Gesellschaft für ME/CFS e. V.: https://www.mecfs.de/was-ist-me-cfs/
5. Deutsche Migräne- und Kopfschmerzgesellschaft: http://www.dmkg.de/therapie-empfehlungen/migraene/die-dmkg-warnt-piercing-ist-nicht-zur-therapie-der-migraene-geeignet.html.
6. Schmerzklinik Kiel: Die Ursachen der Migräne. https://schmerzklinik.de/service-fuer-patienten/migraene-wissen/ursachen/. Zuletzt angesehen am 20.06.2019.

7. Lubliner, Andrea. Migräne. Onmeda. 05.06.2018. https://www.onmeda.de/Anwendungsgebiet/Migr%C3%A4ne/anw_ursachen-medikament-10.html. – Siehe auch: Alles Über Migräne: Migräne und Serotonin: Der Einfluss des Glückshormons auf unser Gehirn. 30.05.2018. https://www.alles-ueber-migraene.de/ausloeser-von-migraene/serotoninspiegel/
8. Teichroew, Jean Kaplan (Hg.). Chronic Diseases: An Encyclopedia of Causes, Effects, and Treatments. Bd. 2. Greenwood, 2017, S. 250.
9. Hayman, John. Re: Darwin's Illness Revisited. In: The British Medical Journal. 14.05.2014. https://www.bmj.com/content/339/bmj.b4968/rr/698014. Zuletzt angesehen: 20.06.2019.
10. Wirkung von Schmerzmitteln hängt von der Erwartung ab. In: Deutsche Apotheker Zeitung. 8 (2011). https://www.deutsche-apotheker-zeitung.de/daz-az/2011/daz-8-2011/wirkung-von-schmerzmitteln-haengt-von-der-erwartung-ab. Zuletzt angesehen: 20.06.2019.
11. Abel-Wanek, Ulrike. Placebo: Wissenschaft und Voodoo. In: Pharmazeutische Zeitung 5 (2013), 20.01.2013. https://www.pharmazeutische-zeitung.de/ausgabe-052013/wissenschaft-und-voodoo/. Zuletzt angesehen am 20.06.2019.
12. Jütte, Robert und Petra Thürmann. Placebo: Wirkungen sind messbar. In: Deutsches Ärzteblatt 31 (2014). https://www.aerzteblatt.de/archiv/160266/Placebo-Wirkungen-sind-messbar. Zuletzt angesehen am 20.06.2019.